医学常識はウソだらけ 実践対策編

—分子栄養学が教える正しい食事と運動—

三石 巌

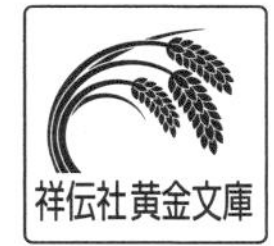

『一九〇一年生まれ、九十二歳、ボクは現役。』改題

まえがき

ボクは四十五年間大学で物理学を教えてきた人間だ。大学を定年で辞めてから二十年以上になる。一九〇一年生まれ、九十二歳のハゲ頭の老人だ。

同級生の大部分はもう死んでしまってこの世にいない。数人生きている同級生にしても、現役で活動している人間はひとりもいない。

しかしボクは違う。同級生たちより、ただ長く生きているというだけではなく、現実社会のなかで、頭脳と肉体を酷使しながら、高い健康レベルを維持し続けているのだ。講演をしたり原稿を書いたりして生活するかたわら、八十一歳の時に創業した会社の現役会長なのである。ボクの歳で、ボクと同じように会社を経営しているひとは世界に何人いるだろうか。

ただ、ボクはカネもうけに興味はない。カネもうけに関心をそそぐのは時間のムダだからだ。同じ理由でボクは散歩もしない。テレビもほとんど見ない。いのちは時間以外の何ものでもないのだ。

外出はタクシーが普通だ。車に乗ると運転手に年齢をあててもらうことにしている。すると、後ろをふりかえってボクの首実検をしてから、おもむろに「七十前かな、後かな」と応ずるひとが多い。顔色は悪くないし背すじもピンとしていることもポイントに違いないが、ひとりでさっさと動いていることあたりが目のつけどころらしい。

実際には重度の糖尿病をもっていて、インシュリン注射をかかせないひとりぐらしの病人なのだが。

それでも、ボクは百歳以上生きて、現役で仕事を続けるつもりでいる。

そんなことを公言するのは、いささか勇気のいることではある。しかし、ボクが今までやってきた仕事のなかで、大きな比重をしめているのは、分子栄養学、別の言いかたをするなら、人間が健康で長生きするにはどうしたらいいのかという最先端科学へのとりくみだった。その知見をもとにした健康自主管理があったからこそ、自信に近い感覚をもつことができるのだ。

ボクは学問の成果を、ただちに自分の生活にとりいれて実践してきたのだ。そして、それはいわば、常識と似非(えせ)科学へのひそかな挑戦にほかならなかった。

とにかくボクはひとりの生活者なんだ。

健康や長寿を願っているくせに、ボクの学問やボクの健康自主管理の提案にケチをつけるひとがいる。ボクはそういうひとに出会うたびに、心のなかで静かにつぶやく。

「どうぞ、おさきに」と。

そうしたことを一冊の本に表現できないかと、前々から思っていた。今年の梅雨のころ、経済界出版部の土井さんが拙宅にみえたとき、そのことを話した。

土井さんは、それはすごいブラックユーモアだと言われた。

もちろん、ボクもそう思うからこそ、そういう本を出してみたかったわけだ。

ボクの希望があっけなく叶(かな)って、具体的なレジュメをだすようにと言われたとき、ボクは当惑した。じつはボクの頭には、中身の細かい構想はぜんぜんなかったのだ。

「どうぞ、おさきに」どころか、「おさきまっくら」だった。

そんなわけでその時土井さんには、いい加減なあてずっぽうの書きものを提出せざるをえなかった。

だいたいボクは計画的な男じゃない。原稿を書くにしても、自分で流れを作ってそれにのって、流れるような気分で執筆するというのが、いつものやりかたなのだ。

おさきまっくらの闇の中でも糸口はあった。それはボクのなまの生活をさらけだすことだった。

といっても健康長寿を語る本でなければならない。

かといって、ボク自身の健康長寿だけにこだわって一冊分の原稿を作ることは不可能だ。それは手をつけるより前にあらかじめわかっていたことであり、覚悟していたことである。

結局この本は、ボクの生活に、あるいはボクの健康長寿にかこつけて、周辺の雑学を語り、哲学を語る読物になった。エッセイ風なところもあり解説風なところもある。おそらくここに、ボクの立体像があらわれている、といえるだろう。

ボクはこの本のおしまいのほうで、いたく慨歎している。そこに至るまでの全篇を通して、あるいはどれかひとつの話において、おもしろかった、有益だった、共感を覚えた、などのプラスの評価がいただけたなら、著者としてのボクは心から満足することができる。

この本を読まないひとは、ボクのようにトシをとっても仕事をすることができる人間にはなれないだろう。

と言いたいところだが、あえてそこまでは言わないことにする。

一九九三年九月二十八日

編集部より

本書は、分子栄養学を提唱し自ら実践するために八十一歳で株式会社メグビーを設立した三石巌先生が、九十一歳の時に出版された『一九〇一年生まれ、九十二歳、ボクは現役。』の文庫版です。

三石先生は本書刊行から四年後の一九九七年一月、惜しまれながら九十五歳でお亡くなりになりましたが、その二週間前まで雪山でスキーを楽しんでおられました。

文字通り「死ぬまで現役」だった三石先生が、生前、どのようなものを毎日食べ、どのような運動をされていたか、理論とともにわかりやすくお書きになっています。

ぜひ、あなたの健康長寿の参考になさってください。

目次

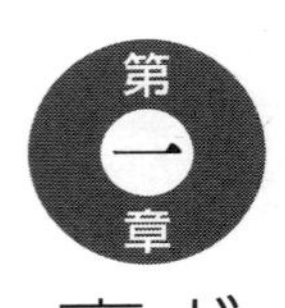

ボクの〝現役生活〟には裏づけがある

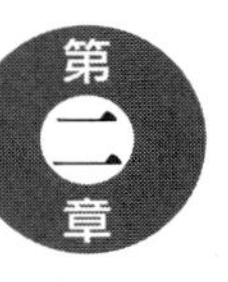

第二章 健康なボクにもハンデがあった

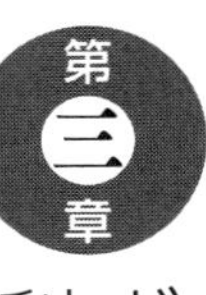

第三章 ボクの健康法の科学的根拠をかたろう

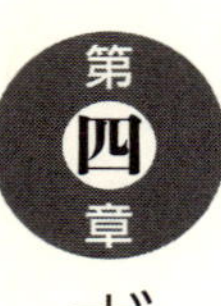

ボクの秘密の食事法はコレだ

第五章 健康な人生をおくるためのキーワード

図版協力　J-ART

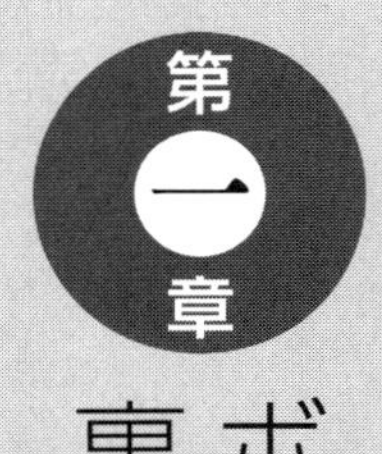

第一章 ボクの〝現役生活〟には裏づけがある

まだまだ現役、「みなさんどうぞ、おさきに！」

今日は九月一日。今、練馬区小竹町の自宅書斎でこの原稿を書きはじめた。
つい昨日まで、ボクは北海道のトマム・リゾート※にいた。さわやかな北海道に、八月の暑気をのがれるために一カ月ほど滞在していた。トマム・リゾートはトマム山麓に広大な敷地があるのに、なぜか都市にあるような高層タワーが屹立している。ボクはガレリアとよばれているタワーにこもっていた。ロンドン塔などとは違ってこれはホテルだ。友人S夫人はこれを竜宮城にたとえるが、ボクは阿呆宮と言っている。じつはここには去年（一九九二）もきた。

倉田百三の戯曲に『出家とその弟子』というのがあったが、ボクの阿呆宮での生活は、言ってみれば「出家とその弟子」の日々だ。

家をでてくるのだからこれは出家に違いあるまい。「その弟子」はそこにいるのかとたずねられれば、ボクはイエスと答える。弟子の数は十七名だ。写真をみて数えてだした人数だから確かだ。それは竜宮城の魚のように、出たり入ったりしていた。出家ならお経三昧(ざんまい)に過ごしていたかというと、それは違う。経文を書いていたのだ。それは般若心経よりありがたいものだ。題して『二十一世紀は存在するか』(現在、絶版)。

じつはこの経文に手をつけたのは去年の正月だった。一応書きあげたものをたずさえて出家し、聖地ガリラヤではなく、避暑地ガレリアタワーにのりこんだのだ。

ガレリアの出家、つまりボクは毎朝六時半におきる。そして風呂に入る。身を清める。みそぎというやつだ。

それからおもむろに、床にはいつくばる。なんのまねでもない腕たてふせだ。出家の身であれば、これは行ということになるだろう。

行だから朝にやる。自宅にいるときは行ではなくて運動だから、これをやるのは夜になる。十年ほど前には三十回ときめていたが今は五十回にしている。

※仙台の不動産富豪、関兵馬（故人）氏の二男・光策氏が、一九八〇年代に北海道占冠(しむかっぷ)村に開発した。日本の代表的巨大リゾート基地。

それから書斎にもどってバイオリンを弾くのだ。五分か十分のことだが、出家の身ではこれも行だ。

ここには深いわけがある。若いときボクはバイオリンを習った。「夕焼け小焼け」を作曲した草川信※というひとが先生だった。

戦争中、非国民という言葉がはやった。軍服まがいの国民服をまとい戦闘帽をかぶらないと非国民よばわりされる。素人が音楽をやっても非国民という時代だった。ボクは服装では非国民だが音楽では非国民をやめた。バイオリンもピアノも弾かないことにした。

その後バイオリンをひっぱりだしたことが三度ある。一回目は六十歳のときだった。昔の仲間が、還暦を祝するパーティーをやるから弾けと言った。二回目はパイプオルガンをとりつけたときだった。これは名ばかりのパイプオルガンで、エレクトーンにパイプをつけたものだ。そして、三回目が今年の出家のときだ。こういう特別なとき以外、ボクはバイオリンから手を引いているのだ。

パイプオルガンができてから、三日に一回ぐらいはこれにむかっている。ピアノもめったに弾かないし、バイオリンときたらほこりをかぶったまま寝かせてある。出家をしたらオルガンとお別れだ。このチャンスにバイオリンとの旧交をとりもどそうというわけだ。

そうはいっても十五年もさわらなければ、いくら昔なじみの楽器でもいうことをきかない。だいたい、それが肩でささえられないのである。

譜面などはもっていない。デタラメをやるわけだ。ドルドラの「スーベニール」はスだけ、「ユモレスク」はユだけでおしまいだ。だから、いくら長くても十分間どまりなのだ。

バイオリンへのとりくみは、音楽に対する義理みたいなものだ。

それからバスローブをひっかけたまま書斎のテーブルにむかい、経文の原稿に手をいれる。経文は十章からできている。これを八月中にしあげるのだ。

朝食は午前九時。そのまえ二時間ほどが仕事にあてられる。弟子たちは集まって朝食の用意をする。

※一八九三年生まれ。東京音楽学校卒業。日本を代表する童謡の作曲家。「どこかで春が」「汽車ポッポ」などうつくしい愛唱曲を多数つくった。一九四八年没。

食事がすむと昼までは勉強だ。弟子のひとりがボクの書いた経文を読みあげる。説明があり意見交換がある。

朝食も昼食もボクの応接間でやる。人数は六名から十一名だった。電磁クッカーもオーブントースターも持ち込んである。ボクを別として全員が料理番だ。

午後はフリータイムだ。めいめいが自由に時間を過ごす。ボクは書斎に戻って原稿をにらんで考える。

夕食は午後六時、ホテルのレストランに集合だ。洋食、和食、中華のどれかのコースが予約してある。

晩餐(ばんさん)をおえたあとはボクの応接間に戻って勉強だ。経文の読み手は交代する。ボクはそれを聞いて問題点を探すことになる。二時間ほど緊張の時を過ごしたのち夜食になる。

朝食と夜食は特別料理だ。配合タンパクを中心としたものだ。これについてはあとで書く。

夜食がすめば解散ということだ。ボクはその日に検討した経文の気になったところを書きかえる。それから風呂に入って、床につくという段どりだ。その頃には午前〇時になっている。

これがトマムにおける出家者のライフスタイルで、おそらく理想的なものといえるだろう。

ガレリアにいると電話がかかってこない。郵便物もこない。それどころか新聞もこない。外出するのは夕食の時だけだ。だからライフスタイルは純化される。運動不足は覚悟のうえだ。

在家のときのライフスタイルはこうはいかない。講演などでホテルに泊まる場合はこれに近いものになる。

だが講演という仕事はストレスになるので、どんなスタイルの生活をしても満足のいくことはめったにない。

原稿執筆はボクの生命線だ。だからこれを辞めるつもりはない。大部分の時間はこれにあてたい。講演旅行のときでも、書きかけの原稿はカバンに入れて持ってあるく。

ボクのライフスタイルのなかで、食事は大事な位置をしめる。トマムでは一日四食のスタイルだった。**自宅にいるときも一日四食だ。**しかし、おやつを食事のうちに入れれば一日四食というスタイルは珍しくないはずだ。

トマムでは第一食と第四食とが配合タンパクの食事だ。自宅では、第一食と第三食のときに配合タンパクをもってくる。つまり、在家では正午ごろにおやつをとり、午後三時ごろに配合タンパクをやるのだ。またまた配合タンパクがでてきたが、その始末はキッチリあとでつける。

ボクの家と娘の家はつなげてある。夕食はつながった娘の家に行く。そこには大学院生と高校生の男の子がふたりいるから、メニューはそれにふさわしいものになっている。

娘夫婦はそろって四十五歳、共働き夫婦だ。そのため週に一回ぐらいは外食だ。頻度の高さの順でいうと、ステーキハウス、そば屋、すし屋、中華、フランス料理店、イタリア料理店だ。どれもつぶよりの店といっていいだろう。

ジョギングとかプールとかゴルフとか散歩とか、いろいろな運動があるけれど、ボクはそういうものはやらない。ただしスキーだけはやめない。これには運動としての意味よりも体力テストとしての意味がある。

トマムのガレリアタワーでの生活も、ボクのライフスタイルを示す道場のようなものであった。

ボクのライフスタイルの細かいことは、おいおいのべる。そこをながめてもらえば、どうしてボクが、同級生たちより長生きをし、健康で現役生活を営むことができるのかという理由とその根拠がわかってくることだろう。

健康をもっと科学的に考えてみないか

「どうぞ、おさきに」

奥ゆかしい言葉だ。謙譲の美徳などというものを我々が忘れて久しい。そこからでてきた言葉だ。

「どうぞ、おさきに」という言葉は誰でも知っているだろう。しかし、実際につかわれている場面をみることはほとんどない。バーゲンセールでセーターをひっぱりあうとき、電車の出入口がこみあうときなどに、この言葉がでていいチャンスはあるのだが。

実際にこの言葉に出あうのは、まずお焼香のときだ。しかし、これが謙譲の美徳の発露として発せられるのかどうか、見当がつきかねる。

ボクは、この言葉を口からださずにつかうことがある。口からだすと、それが謙譲の美徳から遠くかけはなれていることがバレるおそれがあるからだ。

「どうぞ、おさきに」ということばを、告別式でないときにボクが心に思った最初の機会は、五年ほど昔のことだ。ボクと同年の生まれだったためにある種の親近感をもっている人物が※病床にあった。その人物に対して「どうぞ、おさきに」と、心の中でいったわけだ。その人物は我々日本人のよく知るやんごとなきおかただった。

ボクは旧制第一高等学校を大正十一年にでた。その同期生が一一会という例会を毎月十一日にひらいていた。同期生は文科と理科合わせて三百二十名。ボクの専攻した理科乙類は五十一名。例会には日銀総裁だの新幹線技師長だの日立の社長だの学士院院長だの侍従長だの、そうそうたる連中がやってきていた。

ボクはおそれをなしたので、十年前位までは出席していなかった。主力の諸君がおさきへいってからおもむろに見参しようという計画でいたわけだ。

その一一会が今年（一九九三年）の三月でうちどめになってしまった。大会というふれこみだったのに出席者はたったの六名。それも二人の幹事が病気ということで代

※一九〇一年生まれ。二十五歳からあらひとがみとなるが、のちに人間にもどる。八七年慢性膵炎で入院、手術をうける。八九年一月七日十二指腸乳頭周囲腺ガンで死去。翌日、年号が「平成」とかわる。生物学者。

行がとりしきるという始末。それっきり、音沙汰はなくなった。

みんな九十歳をこしているんだから、ボクがなにも言わなくたって、どんどんおさきへ逝くはずだ。特別な事故がなければボクがしんがりをつとめることになるはずだ。それでなかったらボクの理論がすたる。

健康と長寿に関してはボクは強気一本だが、弱みがないわけじゃない。糖尿病という持病をかかえているからだ。インシュリンの注射をかかすことができない。もっともインシュリンを忘れて旅にでたことは二回や三回じゃない。注射は一日一回二十八単位だ。ブタインシュリンをやっている。ヒトインシュリンだと一日二回やらねばならず厄介だ。

注射薬を忘れても注射器を忘れても、やきもきしてはだめだ。ストレスがあると血糖値があがるからだ。

ストレスにはいろいろなものがあるが、精神的ストレスでも肉体的ストレスでも化学的ストレスでも、それがあるとからだは自衛のために抗ストレスホルモンを分泌する。これはステロイドホルモンの仲間で副腎皮質からでてくるものだ。コルチゾールとかコーチゾンとか、これにも種類があるんだが、ここではまとめてコルチゾールといっておく。

ボクは注射薬を忘れたこともあるし、注射器を忘れたこともあるんだが、それを気にしちゃいない。気にすれば精神的ストレスがおこる。するとコルチゾールがでてくる。ストレスのレベルが高ければコルチゾールの量が多い。これが困るんだ。というのは、コルチゾールが肝臓へいくと、そこにあるタンパク質を分解してブドウ糖にかえる。これがくせものだ。これで血糖値があがる。

甘いものを食ったのでもなく、カロリーオーバーの食事をしたのでもないのに血糖値があがる。医者もそんなことを言うだろうが、これはよくないんだ。それともうひとつ、これにはまずいことがあるんだ。

中学で教わったはずだが、元素記号というのがある。炭素がC、水素がH、酸素がO、窒素がN、硫黄がS。それだけ覚えておけばいいだろう。

CHOとあったらこれはなんの意味だ。読みは「チョー」でよろしい。CHOは炭素、水素、酸素を続けて書いたものだが、これはこの三つの元素の化合物を指している。そして、糖質も脂質も「チョー」なんだ。

糖質というのは砂糖の仲間のことで、ブドウ糖も砂糖も果糖もデンプンもグリコーゲンもこれになる。脂質というのは脂肪の仲間のことで、動物油も植物油もコレステロールもこれになる。

昔から三大栄養素という言葉がある。これは、糖質、脂質、タンパク質の三つだ。このタンパク質は糖質や脂質と違って、CHONまたはCHONSだ。読みは「チョン」、「チョンス」だ。つまり、タンパク質は糖質や脂質と違って窒素がどれにもついている。そうして、一部のものには窒素のほかに硫黄がついている。それを**含硫アミノ酸**っていうんだ。

さっき**肝臓でタンパク質がブドウ糖に変化すると書いた。これを「糖新生」という。**CHONがCHOに替わるってことだ。この化学反応ではNが余る。それをボクは問題にしたいんだ。

Nが余るってことは窒素が余るってことだが、その窒素は空気中の窒素のようなガスの形じゃない。それがガスならば肛門からプッと出せばいいわけだが、そうはいかないんだな。窒素は化合物の形にしてすてるんだ。

化合物でもガスでも化学のほうじゃ名前をつけるのがきまりだ。タンパク質からブドウ糖ができる時、余った窒素は尿素か尿酸になる。どっちにも尿がついているの

糖新生はだいじなタンパク質をムダにする

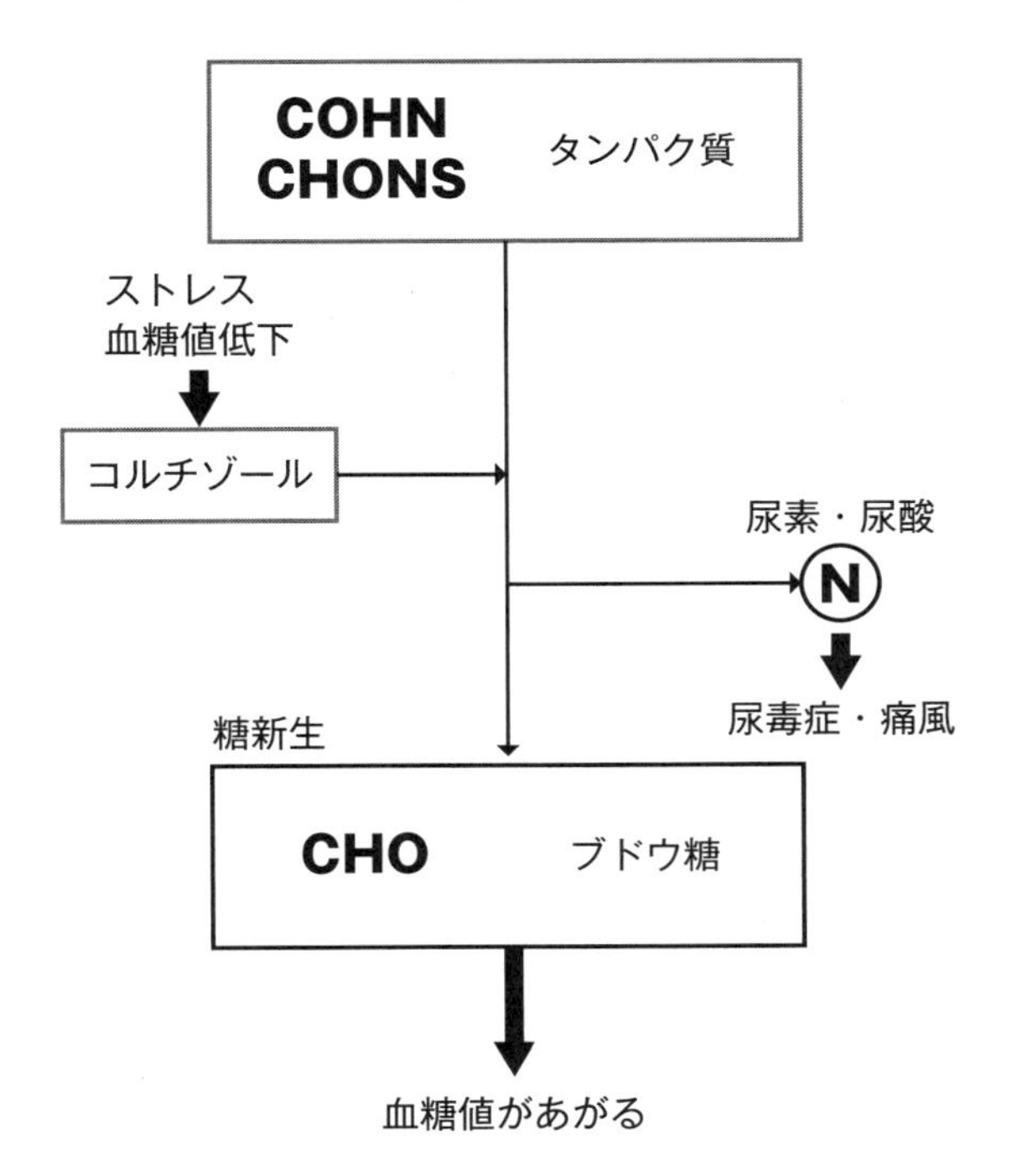

脳のエネルギー源は通常はブドウ糖だけだが、それが食物から摂取できないときは、タンパク質をブドウ糖にかえてしまう。これを糖新生という。これはストレスによってもおこる。この代謝にはエネルギーも酵素もいるので、ずいぶん犠牲をはらうことになる。

は、それが腎臓から尿にまぜて捨てるからだ。尿素にして捨てるときには、わざわざ**「尿素窒素」**という習慣になっている。

尿の検査表には、尿素窒素とか尿酸とかが書いてある。これは糖新生からきたものだ、と考えるのは早合点だ。その詳しいことは後回しだが、尿素窒素も尿酸もありがたいものとは言いがたい。尿素窒素が血中にたまれば尿毒症だ。尿酸のほうは痛風のもととして有名なものだ。これまでそれを知らなかったとしてもほめられたことじゃない。このさい覚えておくことだ。

ここまでのところを小さくまとめると、**ストレスがあれば尿素窒素や尿酸ができるということだ。**だから血糖値があがるだけじゃおさまらないということだ。つまりだな、ストレスはできるだけ回避するに限るんだ。

この話は糖尿病患者の忘れものからでた。忘れたことを気にやんだらロクなことはないって話なんだな。つまり、糖尿病患者の心得を書いただけのことだ。

ストレスというやつがよくないってことは知ってるだろう。それは糖尿病にかかっていなかったとしてもよくないんだ。ボクはどんなことも気にしない。ストレスがよくないからそうしていると言いたいところなんだが、これに関しては、昔から気にしないたちなんだな。

ストレスとか、コルチゾールとか、糖新生とか、尿素窒素とか、尿酸とか、CHOとか、CHONとか、CHONSとか、なじみのない言葉がでてきた。こいつはごめんだというなら、あなたは前世紀の人間だよ。あなたが嫌っていることになるのは二十世紀の知識なんだからな。

この本は二十世紀の本だよ。それを嫌うようじゃ健康長寿の話はあなたに通じないよ。健康について科学的に語れるようになったのは二十世紀になってからなんだ。二十世紀の言葉にアレルギーをおこすようじゃ話にならんよ。

まちがった健康長寿法が多すぎる！

ボクが「どうぞ、おさきに」などと思ってもみない老人だってもちろんいる。そのひとりがライナス・ポーリング※だ。彼はボクと同じく一九〇一年の生まれだ。彼の誕生日が二月二十八日だと本人から聞いた時、「二月二十九日だったら困りましたね」と言いたかったのだが、英語表現の壁におしとどめられてしまった。

ポーリングの名前は大学院生時代から知っていた。歴史に残る科学者を二十人あげたら、ニュートンやアインシュタインと一緒にその中にはいる二十世紀を代表する大科学者だ。ノーベル化学賞と平和賞のふたつをもらっている。

彼の名を世界にとどろかせたのは化学結合論だ。しかしそれはきわめて高遠な理論であって、我々一般市民の手の届く世界のものではない。ノーベル化学賞はこれに与えられたものだ。ノーベル平和賞のほうは原爆反対運動に与えられた。彼はその運動のために百数十カ国で講演会を開いたものだ。

原爆反対運動は我々一般市民によくわかった。それにおとらずよくわかるのは「分子矯正栄養学」の提唱だ。しかし最初の形は「分子矯正医学」で、その提唱は一九六八年頃だった。カナダの精神科医が、ニコチン酸の大量投与によって統合失調症を治療しているのを見てのアイデアだったという。これは「日経サイエンス」の記者がポーリング夫人との対話でひきだした情報だ。十年以上も前の号にでていた。

その雑誌の一九九三年九月号に「異色の巨人」としてポーリングの日常が紹介された。それをしるしておく。

九十二歳のポーリングはカリフォルニアの海の見える農場にすむ。夜明け前に起きて、午後まで論文を読み、計算し、手紙を書く。夜はテレビのニュース番組を見てから科学雑誌に目を通す。この老いを知らない知的生活ぶりは、「どうぞ、おさきに」などの軽口を封じこめるものだ。

もうひとり、とりあげたいひとがいる。これは友人Eさんの母堂だ。ボクより二歳

※一九〇一年生まれ。アメリカの物理化学者。化学結合論、結晶・分子構造論、量子力学の化学への適用などの研究をおこなう。免疫抗体の構造と形成、酵素反応の分子機構などに独特のアプローチをした。精力的な平和運動を展開し、ノーベル賞も二度受賞した。分子矯正栄養学を提唱して、メガビタミン主義の教祖的存在となる。

年長だ。彼女は布団の上で生活し、そこからでるのはトイレへ行く時と、冷蔵庫へ行く時とだけに限られているという。

我が国では健康の条件として、快食、快眠、快便の三つがあげられるようだ。彼女は食欲旺盛で、目がさめるとすぐに、「お食事はまだね」と言うそうだ。食べたらすぐにいびきをかいて眠る。カーペットの上に落ちたウンコは立派なものだという。快食、快眠、快便ここにありってところだ。彼女は新聞をすみからすみまで読むという。

Eさんはのがれようのないひとり娘だ。一歩も外出できなくても、今は全く観念している。

ボクは老婦人に「どうぞ、おさきに」などと口の中でも言う気はない。今の超高齢化社会の健全な家庭のひとつの形ではないか。じかに見たことがないから、こんな軽口がたたけるのか。

このままだと、さっき言いかけていた糖新生の問題がどこかへ行ってしまいそうだから、話をもどす。

まず、**人間のからだがきわめて合目的的にできているってことを頭にたたきこまさ**

せていただく。生体は合目的的にできているってことだ。これを忘れちゃ困るんだ。

それじゃあ糖新生も合目的的か。この問題はでてきてあたりまえなんだ。糖新生とはタンパク質からブドウ糖ができる代謝の名まえだ。代謝とは生体内の合目的的な化学反応のことなんだ。英語だと、ブドウ糖はグルコースだ。これは中学校では教わらないかもしれない。我々の何より大切な器官は脳だ。全身の細胞はそれぞれにエネルギーを作っている。エネルギーなしには働けないからだ。

エネルギーを作るとはどういうことか。それは適当なエネルギー源を、利用可能な形のエネルギー分子に変えることだ。ひらたくいえば、電池のようなものに変えることだ。電池には、すぐにとりだせる形のエネルギーがつめこんである。

ポータブルラジオもカメラのフラッシュランプも、電池をつなげれば働くだろう。電池のなかにエネルギーがたまっているからだ。**生体を働かせる電池にあたるものの名まえはATPだ。**これは、ヒトでもバラでも同じものだ。

二十数年前のこと、薬局でATPの錠剤を売っていた。ボクもそれを飲んでみたことがある。しかし、今ではそんなものは売られていない。そんなものに手をだしたところで、なんのご利益もないことがわかったからだ。

それは量の問題だった。一グラムのATPでは一秒間位しかもたないことがわかったのだ。人間は一日に体重より重い七十五キログラムほどのATPをつくらなければならんのだ。

植物はおとなしい生物だから、ATPの生産量や消費量は少なくてすむ。切花を長くもたせるクスリがある。あれがATPだ。花屋さんの顔をしかめさせるあれがATPなのだ。全ての生物に共通な電池にあたるものだ。

ポータブルラジオが電池でなければ動かないのと同様、生体はATPでなければ動かない。これも覚えておく必要がある。これを忘れたらサギにひっかかる。

このごろ「気功」というものがはやってきた。あれは、「気」というエネルギーをだすような話をするだろう。人間にとってのエネルギーはATPのみだ。それを気功師がだすというのはATPの錠剤を渡すことか。そうでなければウソだ。

気功師の合図で遠くのひとが倒れるという話があるだろう。その程度のことをするのにエネルギーはほとんどいらない。足の筋肉をゆるめるだけでOKだ。気功師はその合図をすればいい。エネルギーをおくりつける必要はないんだ。だいいち、そんな芸当はできるもんじゃない。こういうものにひっかかる頭のもちぬしに、健康をかたる資格はないと思うがいい。

ボクは「古来」という字がつくことを信用しないことにしている。今の頭は昔の頭と違うんだよ。たたいてわかるもんじゃないがね。古くて値うちのあるのは骨董に限るんだよ。

ところで人間のからだのエネルギー源は、脂肪酸とブドウ糖とにきまっている。脂肪酸ていうのは字のとおり酸の仲間だ。酸はアルカリで中和されるしアルコールでも中和される。脂肪酸がアルコールで中和されたものが、ご案内の**「中性脂肪」**なんだ。脂肪がエネルギー源になるって話があるけれど、それは中性脂肪を作っている脂肪酸のことだ。また、普通にいわれる脂肪、たとえば動物油、植物油なんてものは全部中性脂肪のことなんだ。

野球選手はよくビフテキを食うらしい。そこに含まれる脂肪酸が彼らに功徳をあたえる。それがATPの原料になるからな。

ところで、我々の一番大事な器官は脳だ。この脳のエネルギー源はブドウ糖が主に使われる。

米を食ってもパンをかじっても糖質がとれる。デンプンはブドウ糖のかたまりのようなものだから、消化されればブドウ糖になる。これが血液にとければ血糖だ。

血糖値が高くなると、インシュリンが働いて、これを筋肉や肝臓などに送りこむ。するとブドウ糖分子はつながってグリコーゲンになる。これは動物デンプンともよばれる**「多糖体」**だ。むろんこれも糖質だ。

食事をするとそこに含まれていたブドウ糖はまず血糖になり、余ったやつはグリコーゲンになる。あちこちの細胞でＡＴＰをつくるものだから、血糖値がさがる。するとグリコーゲンが分解してブドウ糖になって血中にでてゆく。

このプロセスは、筋肉や肝臓にグリコーゲンがあるうちは続くわけだ。しかし、グリコーゲンの貯蔵量は二～三時間で底をつく。そこで、ご存知の糖新生が始まる。食事時間の間があけば、糖新生が始まるのが普通だ。朝食をとらずに家をでる習慣の持主は珍しくないようだ。こういうひとたちはベッドにいるうちから昼食までの長い時間を、糖新生によるブドウ糖にたよっているわけだ。

このへんで糖新生のデメリットを思いだしてもらいたい。その第一は、じつはタンパク質の浪費だ。タンパク質は何より大事な栄養素なんだ。それを糖にしてしまうとはなにごとだ。さらにここに、いらぬ尿素窒素や尿酸が加わるのだから難儀なことだ。

ボクは、目がさめたらすぐに甘いものを口に入れることをすすめている。ジュースでもいい。こうして糖新生にストップをかけるんだ。ただし、ボク自身はこれをやらない。なぜならば糖尿病があるからだ。血中ブドウ糖はいつも多すぎるんだ。そこにブドウ糖をやったら血糖値があがるばかりだ。もともと糖新生をやっていないわけだからな。

しかし、腎臓病患者でも、食間には糖新生をおこなって尿素をつくってしまうから、食間にかぎっては、甘いものをとったほうがいい。

ついでに言っておくが、糖新生をうながすホルモンはコルチゾールだけではない。甲状腺ホルモンも同じ作用をもっている。このあたりの知識は、腎臓の悪いひと、甲状腺の悪いひとたちに耳うちしてあげるのが親切というものだろう。

ボクの危機をすくってくれたのはビタミンだった

ここまで読んできて、どうしてボクが、やたら細かいことに詳しいのかと思うだろう。あるいは、昔からこんなことを言ったり書いたりしているのだろうと思うかもしれない。

ところがどっこい、それは違うんだ。食間に甘いものを食べろと言いだしたのはつい半年前のことだ。糖新生のことを知ったのは去年のことだ。だから、こんなことを書いたのはこれが初めてなんだ。なぜ書いたかといえば、医師も栄養士もこんなことを言わないからだ。

ボクは医者なんかじゃない。親にも弟にも医者はいない。栄養士もいない。生理学者もいない。

ボクはただの物理学者だった。からだのことなどなにも知っちゃいなかった。物理の講義にそんな知識はいらないんだ。

だがボクはほかのひとと、ちょっとちがっていた。ボクは日大、慶大、武蔵大、津田塾大、清泉女子大などで物理をおしえていたわけだが、ずっと原稿を書きつづけていた。いろいろな雑誌に書いた原稿の量は膨大なものだ。科学の記事を書くひとがほとんどいないと言っていい時代のことだ。オーバーに言えば、争って編集者がやってきた。

こうなると、物理が専門だなんて言っちゃいられない。結局ボクは科学全般をこなすなんでも屋になっちゃった。

話はもうひとつある。ボクは戦後まもなく教え子たちと勉強会をつくった。そこでは、科学や哲学から童話まで、あらゆる部門の本を読み、討論をした。この勉強会が今日まで半世紀ちかく続いているんだ。

ここまで言えば、ボクがいろいろなことを知っているのはあたりまえだとわかるだろう。その勉強の成果は『三石巌全業績※』全二十八巻をみてもらえばわかるんだ。そ

※現代書林より一九八二年から十年にわたって編集刊行された筆者の著作集。九二年完結。全二十八巻。現在、入手は古書店のみ。

こには、栄養学もあり、童話もあり、伝記もあり、大学論もあり、文明論もある。健康や病気の本もあるんだ。

ところでここに事件が起きた。ボクの目がおかしくなったんだ。近眼がひどくなったとばかり思って眼鏡屋へ行った。すると白内障らしいから眼科医へ行けと言われて、紹介されたところへ行った。そうしたら白内障というわけだ。

甥が東大の眼科にいたので、あらためてそこへでかけた。すると大先生がでてきて、二〜三年で目がつぶれるだろうからそうなってから来るようにと言われた。

ボクは白内障がビタミンCの欠乏から来ることを知っていた。そこで考えた。今と違ってビタミンをやっているひとなどいない。一九六一年、還暦の年のことだ。同じような食生活をしていても、ボクはビタミンCが不足した。しかし友人どもはなんともない。この説明のためには、ビタミンCの必要量に個体差があるとしなければなるまい。ボクは人並み以上の量のビタミンCを必要とする体質だ。それなら積極的にビタミンCをとろう。これが結論だ。なにも盲目になるのを待つことはない。

その頃のボクは分子生物学を知らなかった。フランシス・クリックの分子生物学宣言は一九五八年のことだからあたりまえの話だ。したがってボクの頭に、生体の論理はなかった。経験からの情報を素直にうけいれて、それを良しとしていたわけだ。ビタミンCの欠乏がなぜ水晶体を濁らせるのか、なんていう問題もたてることはなかった。ただ、眼球は、卵巣や副腎などとともに、とくにビタミンCを高濃度に含む器官だということぐらいは知っていた。

とにかくボクは、ビタミンCをとることにきめた。吸収のためには口から入れるより注射のほうがいい。そこでボクは薬局へ行ってビタミンCのアンプルを買った。ついでにビタミンB_1とビタミンB_2のアンプルも買った。目についたから買っただけのことだ。痛い目にあうのなら、まとめて注射しようというわけだ。

目の水晶体というやつは、カプセルにタンパク質をつめたようなものだ。人間の細胞の数は二十歳で六十兆といわれている。この細胞は、むろん生きているわけだが、それにはエネルギーがいる。ATPがいる。水晶体の細胞もATPを作らなければならまい。ATPのことをさっきは電池といった。これを作らなければ水晶体は生きてゆけないわけだ。

人間のからだの細胞でエネルギーをつくる方法がふたつある。好気性代謝と嫌気性代謝のふたつだ。好気性とは酸素をつかうもの、嫌気性とは酸素をつかわないもののことだ。酸素をつかってATPを作るのは、**「ミトコンドリア」**っていう工場だ。電池をつくる工場だと思っていい。嫌気性代謝のほうは特別な工場を必要としない。好気性エネルギー代謝と嫌気性エネルギー代謝との違いのひとつは、同じ量のエネルギーを使って得られるATPの量がまるで違うということだ。好気性のほうが効率がたかいんだ。

このふたつの違いはもうひとつある。酸素をつかうと、その一部が**「活性酸素」**になる。活性酸素は酸化作用の大きい酸素だ。**そのはげしい酸化作用は、からだの組織を痛めつけ、遺伝子までも痛めつける。**

活性酸素は、ガンを始めとするいろいろな病気のもとになるものとして、一九八〇年あたりからさわがれている物質だ。嫌気性エネルギー代謝では、こんなぶっそうなしろものはでてこない。活性酸素は我々の最大の敵だから、その名を覚えておくことだ。テレビや新聞、雑誌にも、その名が顔を見せはじめた。それを見のがしたらまずいことになるのだ。

ところで、水晶体はたいしてエネルギーを必要としない。だから、危険な好気性代謝には用がない。水晶体はミトコンドリアをもたないのだ。

それなら水晶体のなかに活性酸素は発生しないのか。もしそれが発生すればタンパク質が酸化して、濁ってくる。発生しなければ水晶体は濁らないから白内障もない。それなら、白内障になったということは活性酸素があったということか。

答えはイエスだ。白内障では水晶体タンパク質の酸化がおきているんだ。

では、その活性酸素はどこからきたのか。水晶体の含む水からきたのだ。

水がどうしたのか。水分子が紫外線によってふたつに割れたのだ。H_2OがHとOHとに割れたんだ。それが活性酸素ってものなのだ。OHがそうなんだ。これをヒドロキシルラジカルという。一番酸化力のつよい活性酸素がこれだ。

目には光が入ってくる。その光の中に紫外線がある。紫外線は目に見えないけれど、目に見える可視光線よりエネルギーが大きい。そのエネルギーには水分子をふたつに割るだけの力があるんだ。

今だからボクにこれだけの知識があるんだが、一九六一年ごろはほとんどブランクだった。だからやみくもにビタミンC、ビタミンB_1、それにビタミンB_2を大きな注射器でうっていた。これも今だから言えるんだが、ビタミンCにもビタミンB_2にも活性酸素をとりのぞく作用があるんだ。ビタミンCと白内障とを結びつける論理のキーワードは活性酸素ってわけだ。

活性酸素除去物質を活性酸素スカベンジャーという。スカベンジャーは掃除屋の意味の英語だ。ここであなたは凶悪犯をとりおさえるスカベンジャーをふたつだけ知ったわけだ。これを忘れちゃ損というもんだ。

やみくもに毎日ビタミンの注射をしているうちに、ボクはそのあらたかな効能に気がついた。それはスキーに行った時のことだ。

筋肉痛があらわれないんだ。それを知って、一緒に行く仲間は全て注射党になった。ティーンエージャーの少年などは我々の習慣をみて、あざわらったものだ。しかし、彼らも、ふくらはぎが痛くなると、注射をしてくれと頭をさげてくる。

スポーツをやればエネルギー消費のレベルが高くなる。エネルギー代謝にはビタミンB1がいる。注射でそれを補給してやるわけだ。

注射に使うアンプルのビタミンの量は厚生省（現・厚生労働省）の示すものよりずっと多い。こんなふうにビタミンを大量にとる主義をメガビタミン主義という。

ボクがこの主義をとったのは一九六一年だ。前に紹介したポーリングがメガビタミン主義者になったのはそれより遅いということになる。彼の分子矯正栄養学もメガビタミン主義のひとつの形なんだ。

とにかくボクはビタミンに目がなかった。薬局でアンプルをみつければ、ビタミンB_{12}でもビタミンKでも葉酸でも買ってきた。むろん自分に注射してみるわけだ。

ビタミンが威力をみせてくれたのは家内の場合だった。家内が乳ガンの手術を受けた時だった。毎日ビタミンB_1を注射した。素人のボクの考えたことだが、乳ガンの手術のあとで腕が腫れるのは乳酸のせいではないか。ビタミンB_1はその乳酸の始末をつけてくれるのではないか。

骨格を作る骨格筋には、白い「白筋」と、赤い「赤筋」とがある。白筋は瞬発力をだし、赤筋は持久力をだす。赤筋はミトコンドリアによって好気性エネルギー代謝をおこなうが、白筋はミトコンドリアをあまりもたないで嫌気性エネルギー代謝をおこなう。嫌気性代謝では乳酸がでてくるのだ。乳酸は疲労物質でもあり、腫れの素でもある。

医者の話では、乳ガンの手術のあと、八十パーセントの患者は腕をはらす。ところが家内の腕はぜんぜん腫れなかった。

ところがこれには後日談がある。高橋晄正※という東大の医者が武田薬品のアリナミンを攻撃してビタミンB_1の害を説いた。そのせいかといわれるが、ビタミンB_1の高単位のアンプルが売られなくなった。ボクは百ミリのアンプルを使っていたのだが、それは手に入らなくなり、十ミリのアンプルだけになってしまった。

ビタミンB_1の注射は痛いものだ。たった十ミリグラムのアンプルを大きな注射筒にいれてチクリとやる。家内は嫌だと言いだした。それで注射をやめた。家内の腕はパンパンに腫れてきた。

何カ月か経過したとき、五十ミリグラムのアンプルが売りだされたが、あとのまつりだった。高橋晄正医師ばかりじゃない。医者はビタミンにそっぽをむきたがる習性をもっている。長いものにはまかれろか。

それからずっとボクはメガビタミンを通している。しかし、注射はめんどくさいからやめにした。ただし、スキーのときだけは注射だ。ききめがいいからだ。

ボクのメガビタミン主義は三十年も続いた。その詳しいことはあとにゆずる。

※一九一八年生まれ。東京帝国大学医学部卒業、推測統計学をいかして「計量診断学」をとなえる。薬事問題にかんする社会的影響度はたかい。ビタミン有害論者。

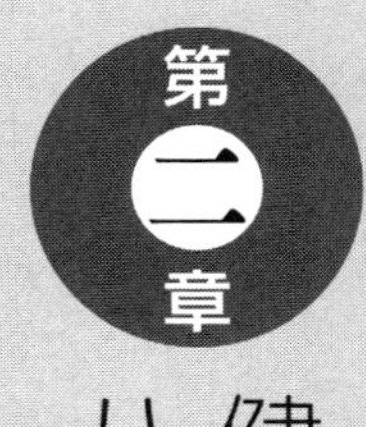

健康なボクにもハンデがあった

妻とボクの健康な生活をうばったもの

ボクは今ひとりぐらしだ。乳ガンをわずらった家内は去年（一九九二年）八十一歳で亡くなった。

ボクは『鉛が人間を呑みこむとき』（『三石巌全業績』第十八巻）という本をあらわした。ボクの家は東京都練馬区小竹町、旭丘の鉛汚染地帯にある。ボクも家内も鉛中毒患者なのだ。それは、毛髪の分析によって証明された。原因はボクの家の東方五百メートルにある品川電線という会社の不始末にあった。この事件は品電公害※とよばれた。

ここでは自動車用電線を作っている。電線のカバーにはプラスチックがつかわれるが、それにしなやかさを与えるためにステアリン酸鉛を加える。この有機鉛の粉末の入っていた包装袋は燃やして処分していた。これがもとで、煙突の煙は一帯に鉛の粉をふりまいていた。それが三十年におよんだのだ。

ステアリン酸鉛のようないわゆる有機質は、脳細胞に入ることができる。脳細胞とそれを養う血管との間には血液脳関門がある。英語ではバリヤーという。バリヤーは血液成分をチェックして、脳にとって有害な物資がそこに入りこむのを防ぐのだ。有機質はそのバリヤーを通り抜ける。アルコールやシンナーもバリヤーやぶりの仲間だ。

『鉛が人間を呑みこむとき』に書いたことだが、ボクの家のあたりには鉛中毒患者がいっぱいいる。中枢神経をやられたひとには、アルツハイマー型認知症、メニエール症候群、運動障害がおきた。

鉛中毒は水銀中毒などの重金属中毒のうちでもっともおそろしいものだ。それは、鉛が人間にとって必要なミネラルでもあるというところにあるだろう。必要量はちょっぴりでいい。オーバーになるといろいろな代謝に入りこんで害をなす。親類にヤク

※汚染があかるみにでたのは一九七三年。東京都練馬区の品川電線株式会社が周辺に大量の鉛とカドミウムを長年月にわたって放出、地域を汚染し従業員、住民の健康をうばった。筆者も精力的に住民救済運動にくわわった。おそるべき人権問題が、事業主の無責任と官僚、政治家の無知によって、低次元な政争の具としてふみにじられた。

ザがいるようなあんばいだ。品電公害の地域にはガンや糖尿病も多い。ピアノが弾けなくなる、髪が全部抜ける、など、ひどい目にあった若者もいるんだ。

余計な鉛は有害物質だから肝臓で処分されるわけだろう。これは解毒ともよばれる代謝だが、正しい名まえを「薬物代謝」という。

薬物は英語だとドラッグだから、クスリより意味がひろい。

この薬物代謝ではグルタチオンペルオキシダーゼという名のセレン酵素が主役をつとめる。それについての詳しいことをつつくのはあとにするが、この代謝では例の活性酸素がでてくるんだ。

農薬や添加物がこわいといって有機栽培の野菜や果物に夢中になる連中がいる。本当にこわいものの正体は活性酸素なんだ。農薬や添加物は肝臓へいって薬物代謝をうけて水にとける形に変わる。そしてオシッコにとけてトイレに流されるわけだ。

ボクは有機栽培のものなんかみむきもしない。この理屈はあとで説明するが、活性酸素を除去してくれる「スカベンジャー」をとっていれば心配無用だからだ。

ステアリン酸鉛の場合も同じことだ。消化器に入ったなら大部分はトイレにまっすぐだから鉛中毒があらわれるのにはよほど量が多くなければならないわけだ。だが、品電公害では鉛は呼吸器にはいった。

ここに書いたように、同じ鉛中毒だというのに、家内は認知症になり、ボクは糖尿病になった。病気はいろいろだ。糖尿病だっていろいろだ。近くのE夫人の場合、食後は高血糖だが、しばらくすると低血糖になる。これじゃあインシュリンでコントロールすることはできないんだ。

品電公害事件の責任者、藤森賢三※元都議は十数年前に亡くなった。工場のとなりに住んでいたのだから死因は鉛中毒だろう。脳卒中だというが、これのひきがねは活性酸素にまちがいない。

品電公害でわれわれ住民がさわいだころ、活性酸素についても、そのスカベンジャーについてもだれも知らなかった。フランス・ル・モンド紙の在京特派員から極東総支配人となったロベール・ギランは、「無知こそは悪の根源である」と言った。この

※一九三七年品川電線株式会社をおこし、四六年に工場を練馬区小竹町に移転、電線加工の工程で三十年間にわたって大量の鉛およびカドミウムを周辺環境に放出しつづけた。従業員、近隣住民に多大な障害をあたえながら、六四年自民党から東京都議に当選、その後、都議会議長をねらって贈賄をおこない露見、失脚する。しかし、自民党練馬支部長という立場をつかって品電公害をあくまでも政治的に圧殺しようとしつづけた。

ような印象の強いピントのあったことばを忘れては損だ。

鉛中毒からくる病気がいろいろあるということは、ひとつの原因が多くの結果につながるということだ。これはまさに体質の問題なのだ。すこし前のほうには、ビタミンの必要量がひとによって違うといった。そして、そこに個体差を見た。結局、われわれは個体差につきまとわれている。自分の体質はほかのひととは違うんだ。

これも心にとめておくことだ。あなたの体質はボクの体質と違うんだ。役人の頭ではすべての体質がイコールと見えるらしい。ビタミンCの一日必要量は五十ミリグラムだと言っている。それでいて、自分は二グラムもとっている厚生省の役人がいる。こういうのが日本人の体質なんだろう。

この間、予防接種で亡くなった子供の親が訴えて、国に賠償金を払わせたという話があった。ボクに言わせれば問題は体質だ。同じ注射をしたからといって、同じ結果がでるときまったものじゃないんだ。

ボクは野菜嫌いでもなんでもなかった。家内は野菜好きで毎朝サラダをたっぷりつくった。ボクはそれを食っていた。それでもビタミンC欠乏になった。白内障になったということだ。ボクと同じものを食っていて、母も家内も白内障の気(け)もなかったんだ。

おなじ鉛をくらって、家内はアルツハイマー型認知症になったんだし、ボクは糖尿病になった。しかもその糖尿病はE夫人のとはタイプが違うものだ。

ついでにアルツハイマーについてボクの知っていることを書いておく。

アルツハイマー病というのは、脳の萎縮を特徴とする。もともとこの病気は遺伝病で、だいたい四十歳代にあらわれる。そういう体質の人の頭が悪いかというと、そんなことはない。ノーベル物理学賞をもらったブラテインはアルツハイマー病で亡くなった。だれでも知っている半導体の研究にノーベル賞の値うちがあったんだ。

遺伝的素因がないのに、なにかの原因で脳が萎縮する病気にアルツハイマー型という形容詞がつくんだ。脳が萎縮すればその機能がおちるから認知症ということになる。鉛中毒で脳が萎縮することは数年まえに知られていた。

さっき、家内の死がビタミン問題に関係すると書いた。それについて一言しておく。

ボクは自分の栄養学の条件を満足する食事をとっている。家内ももちろんそうだった。いつからそうしているかといえば、ほしい食品を自分で作るようになってからだ。だから十一年前ということになる。

それはいうまでもなくメガビタミン主義のものだ。香川綾※のいうバランス栄養学でもなく、厚生省指導の三十種食品栄養学※※でもなく、国立がんセンターのがん予防十二カ条式※※※のものでもない。

家内の徘徊がはげしくなって目が離せなくなったとき、親類の新設老人病院にやっかいになることにした。おさだまりのことだが、そこで食品のもちこみを禁じられた。担当医に栄養の補給はいらないと言われた。その時ボクは観念した。半年たつころには、なにかがおこるだろうと。ビタミンの体内貯蔵はほぼ半年で底をつくからだ。

入院は五月一日だった。そして九月に容態が急変した。狭心症と肝炎とが一緒におきた。これは一過性のものだったので、救急病院で数日を過ごすうちに回復し、もとの病院に戻った。しかしこのときから健康レベルは、めだってひくくなり、転院をくりかえすうちに寝たきりになってしまった。

家内は結局半年後の十一月十五日に亡くなった。メガビタミンの効果のあかしびととなって。

※一八九九年生まれ。栄養学者。東京女子医専卒業。脚気の予防とビタミンのかかわりを研究。自宅に家庭食養研究所（のちの女子栄養大）を設立。炭水化物、タンパク質、各種ビタミンなどの栄養源である食品をバランスよく摂取するという常識のウソを確立させるのに一役かった。

※※厚生省の発表した見解。根拠は香川栄養学におかれている。十分な栄養を摂取するために、毎日三十種の食品がそろうようにメニューをくむべきとしたもの。厚生省によれば、「これはネクタイを三十本用意せよというのとおなじで、三十本にこだわることはない」とのこと……。

※※※中曽根内閣がガン撲滅の名目で総額六百億円をかけ、スタートさせた「対がん十カ年戦略」の成果として全国民のまえにだされた権威ある（?）指針。

1　バランスのとれた栄養をとる　2　毎日、変化のある食生活を　3　食べすぎをさけ、脂肪はひかえめに　4　お酒はほどほどに　5　タバコをすくなくする　6　適量のビタミンと繊維質のものをおおくとる　7　塩からいものはすくなめに、あついものはさましてから　8　コゲた部分はさける　9　かびのはえたものに注意　10　日光にあたりすぎない　11　適度にスポーツをする　12　体を清潔に

あまりにこどもだましの内容でこれでガンを撲滅できるとはだれも信じていない。

ボクの食事の基本を教えよう

ボクの食生活は、高タンパク、メガビタミン、スカベンジャーの三本立てということだ。それは朝食※からはじまる。

ボクのキッチンのテーブルにはミキサーがすわっている。そこにまず牛乳を入れる。大コップ一杯ぐらいの量だ。

牛乳に期待するのはタンパク質でもあるが、ガンマリノレン酸やラクトフェリンもだ。ラクトフェリンは二価鉄イオンをつかまえてくれるはずだ。ガンマリノレン酸は1系統プロスタグランディンの原料になって、からだのコントロールにつくしてくれるはずだ。

そこにバナナを一本入れる。むいて何本かをポリ袋につつんで冷凍庫に入れておいたものだ。これで牛乳が冷たくなる。

バナナに期待するのはカリウム、マグネシウム、葉酸だ。消化のもっとも早い点をも買っている。

次にミキサーに入れるのは温泉卵だ。これは牛乳と一緒に冷蔵庫からとりだしたものだ。理由は別に書くつもりだが、生卵はつかわない。

卵に期待するのはそのタンパク質がプロテインスコア一〇〇だということだ。それからアラキドン酸だ。これは2系統プロスタグランディンの原料になるはずだ。それからオボフェリチンだ。これはラクトフェリンと一緒に二価鉄イオンをつかまえてくれるだろう。といっても、このミキサーのなかに二価鉄イオンがあるってわけじゃない。

※①　ミキサーにたっぷり牛乳をいれる。
②　バナナ（冷凍でもよい）をほうりこむ。
③　あらかじめつくっておいた温泉卵をほうりこむ。
温泉卵は調理温度を管理するのに難がある。市販の電気温泉卵製造器をつかうと失敗しない。
④　配合タンパク（筆者調製）をほうりこむ。
⑤　筆者が自分で調製した各種顆粒状栄養補完食品類（袋いりのビタミンCやビタミンB群の混合体、レシチン、人工オリゴ糖、天然ペクチン、核酸）をほうりこむ。
⑥　ミキサーをまわして、はい、できあがり。

二価鉄イオンとかプロスタグランディンとか、いきなり目ざわりな言葉がでてきたが、なにもあなたを面くらわせるのが目的じゃない。いずれその説明はするつもりだから安心してよろしい。

ミキサーにいれるものはこれだけじゃない。まず配合タンパクをテーブルスプーンで二杯入れる。配合タンパクとは、ボクが自分のために配合したタンパク質の粉末※だ。原料はダイズタンパクと乳タンパクだが、プロテインスコーアを一〇〇にするために何種類かのアミノ酸が加えてある。ノウハウに属するから書かないが、二〜三のミネラルも加えてある。

テーブルスプーン山盛り二杯だと、配合タンパクは三十グラムというところだ。

ここにさらにぶちこむものがある。ビタミンCやビタミンB群などの水溶性ビタミンだ。それからレシチン、それから食物繊維としてのいろいろな人工オリゴ糖と天然ペクチンを入れる。それから核酸、抹茶も入れる。

これでガーッとやるわけだ。時間が短いとバナナがくだききれないから注意を要する。

ミキサーが空気を混ぜるからこの飲料の量はふえて、コップ二杯ぐらいになる。これが濃すぎて嫌なら牛乳をふやさなければならない。

これがまことに美味な食物となる。栄養が体内にしみわたるのだから当然のことだ。それをまずいから嫌だという人がいる。嫌ならやめておけ、と言いたいところだが、プロテインをやめたらアウトだ。牛乳の代わりに水にして、そこにカルピスを入れるのもいい。牛乳の代わりにリンゴジュースやトマトジュースも悪くない。ピーチジュース、グレープジュースもなかなかいい。要するにプロテインが飲めればいいんだから、相手にかまうことはないんだ。

なお、プロテインの量はテーブルスプーン二杯と決まっているわけじゃない。

ボクの栄養学では、プロテインスコーア一〇〇のタンパク質を、一日に体重の千分の一だけとることになっている。ボクの体重は六十二キロだ。だから必要なタンパク

※分子栄養学の見地から必要とされる理想の栄養補完食品類を筆者は当初手にいれることができなかった。製薬メーカーから市販されていたものはどれもいわばまがいものばかりだったのだ。筆者は、自分で調製するしかないとかんがえ、約十年ほどまえにみずから食品を開発した。筆者の食生活はこれによってくみたてられたのだ。三石分子栄養学セオリーにもとづいた栄養補完食品は現在、株式会社メグビー（電話〇三・三二六五・〇三一四）が製造している。

質の量は六十二グラムだ。ここに書いたメニューだと、朝食でとれるタンパク質の量はほぼ四十グラムになる。そうすれば、昼食と夕食とおやつとで二十グラムだけとればいいわけだ。これは楽な話だ。だから朝食で勝負をつけたという気持になれる。

ボクはこのプロテインミルクを、ただグーッとやるわけじゃない。いろいろなものを一緒に流しこむんだ。まず植物性スカベンジャーの顆粒、それからイチョウ緑葉エキスの顆粒、ビタミンEのカプセル、ビタミンAのカプセル、ビタミンB群の粒、カルシウム、マグネシウムなどのミネラルの粒。

これに缶入りのスープ。これがボクの朝食のメニューである。

これがすんだところでインシュリンの注射だ。これを忘れるとまずいが、まずそういうことはなかった。

ところで、このメニューであなたの問題になるのはプロテインの量だ。ゼロはどうしてもいかん。

良質タンパクとはプロテインスコーアが一〇〇に近いタンパク質のことだが、これが不足したらどんな事故がおきても不思議はないからだ。

ではプロテインを何グラムにするか。いくらすくなくても十五グラムじゃまずい。

ただし、十五グラムを一日に二回とか三回とかにするなら結構だ。一回ですましたいなら二十グラムぐらいはとってもらいたいもんだ。プロテインに混ぜる方法についてはあなたにまかせてもいい。他のものはやめても水溶性ビタミンは加えてほしい。

ここまでのところ、ガンマリノレン酸だのプロスタグランディンだの二価鉄イオンだのいやらしいことばが臆面もなくでてきた。それが気にいらない人もいるだろう。だが、そういう人たちというのはボクには気にいらない。

科学的って言葉があるだろう。科学ってやつは理屈なんだ。それもキーワードをつかっての理屈なんだ。そのキーワードがとかく嫌われる。キーワードぬきで科学的であることはできないんだ。そして、ボクは科学的でありたいんだ。

浄水器がいい、アロエがきく、粉ミルクがガンにいい。そういう言葉はよく通じる。理屈ぬきだからだ。そういうのをまにうけることをボクはしない。科学的でありたいからだ。科学はまやかしを許さない。でたらめを許さない。

ボクはあくまで科学の道をゆく。この本もそういうことになっているはずだ。なぜか、という問題をたててそれを解明する形にしたいと思っている。

ボクのライフスタイルだってそうだ。食生活はむろんのことだ。ここに書いたこと以上にいろんなことを考えている。

それでなかったら、「どうぞ、おさきに」などというあいさつなんかできたもんじゃないよ。いくら九十二歳になったってだ。

これをまもれば「ガン」なんてこわくない

ボクの本は、読んだときはわかった気になるけれど、あとになってみると、ぜんぜんわかっちゃいなかった、とよく言われる。

これはなぜか。ボクの説明は一応すじ道が通っている。これは論理的ということだ。だから、読んだ時はわかるんだ。もしそのすじ道がそらでたどれたら、それはわかったことになる。それには一回読んだだけじゃだめだ。二回でもあやしい。五回も十回も読んだら、誰だってわかるようになる。

ところで、ここまでにキーワードと称する言葉がやたらにでてきた。その解説をここでまとめておきたい。

まず、**「活性酸素」**からいく。これはますますマスコミにとりあげられて、ラジオ、ブラウン管、CTスキャンなどのような日常用語になる運命の現代のキーワードのひとつだ。

酸素という元素がもともと酸化力をもっていることは中学生なら知っている。酸素が変身して、酸化力のべらぼうにつよい酸素になる場合がある。その例をあげてみよう。

あなたはフロンガス問題を知っているだろう。フロンガスが空へあがってオゾン層を破壊する、というあれだ。太陽は紫外線をだしているが、その波長の短いものはオゾンに吸収されて地上までおりてこない。ところが、オゾン層に穴があくと、短波長紫外線がその穴をくぐりぬけて地上までおりてくるんだ。

波長の短い紫外線はエネルギーが大きいので、たちが悪い。皮膚にあたるとそこにある水分子を強くたたいて活性酸素を作る。活性酸素には発ガン作用があるのでこわいんだ。

水がH_2Oだってこと、あなたは知っているだろう。強い紫外線はこの水分子をふたつにたたき割るんだ。すると、HとOHにわかれる。このOHが活性酸素といわれるものだ。

活性酸素の代表的なものは四種あるけれど、このOHは一番はげしいやつだ。その名を**ヒドロキシルラジカル**という（P43）。

ヒドロキシルラジカルの「ヒドロ」は水素のこと、「オキシ」は酸素のこと、「ラジカル」とは活性をもった原子団のことだ。OHは酸素原子と水素原子のくっついた原子団で、これは酸化力という活性をもっている。ヒドロキシルラジカルとは「水素原子と酸素原子との原子団で活性をもつもの」という意味になる。

そこで、酸化とか酸化力の説明が欲しくなる順序だろう。酸化とは、相手の分子から電子をひっこぬくことだ。その力が酸化力だと思えばいい。ヒドロキシルラジカルの酸化力が強いということは、相手の分子から強引に電子をひっこぬく、ということだ。こういうものを**「電子泥棒」**とボクは言っている。電子泥棒のうちで一番強引なやつがヒドロキシルラジカルだってことなんだ。

電子をひっこぬかれるのが酸化だとすると、相手の物質は電子一個が不足する。これは大事件なんだ。からだは、水素とか酸素とか炭素とか窒素とか、いろいろな元素の原子がグループを作って分子の形をとっている。その原子は、どれをみても中心に原子核があって、そのまわりに電子がまわっている。その数はひとつやふたつじゃない。

だから、その分子から電子が一個ひきぬかれたってたいしたことはなさそうに思うだろう。

ところがそれが大事件なんだ。分子という名の原子団はオーケストラの楽団みたいなものだ。それぞれに曲を演奏している。そこから電子がひっこぬかれるということは、楽団員のひとりが楽器を盗まれたようなものだ。人間ならこれでもなんとかやるが、自然というやつはごまかしをしない。これでもう曲はくるってしまう。

生体の分子はきまったルールによって社会を作っている。その単位は細胞だ。細胞はそれぞれに曲を演奏していると言っていいだろう。その楽団員が分子だとしておこう。

オーケストラなら指揮者がいる。それは、細胞の中心の核におさまっている。指揮者がタクトをとられたらアウトだ。タクトを電子としておけば、電子を盗まれることの重大さが想像できるだろう。

皮膚に紫外線があたる時、そこにあった水分をふたつに割ってヒドロキシルラジカルを作ったとする。めったにないことだが、この活性酸素が指揮者のタクトをたたきおとしたとする。これでオーケストラはめちゃめちゃだ。これがガンの引き金になるんだな。

ところで、指揮者とは何か。これは遺伝子だ。ＤＮＡと言ってもいい。人間の細胞は成人式の頃には六十兆ある。そのひとつひとつは遺伝子のタクトで進行している。ＤＮＡは長い分子で、そこに譜面が並んでいる。譜面はリクエストによってきまる。このことを「フィードバック」というんだ。

皮膚は日に焼ける。この時はメラニンという色素ができる。紫外線がくるとメラニンソナタをリクエストする。そこで演奏が始まる。つまりメラニンが作られる。このときは日に焼けるだけだから問題はおきない。

だが、短波長紫外線だと、リクエストする代わりにタクトをたたきおとす。これがこわいんだ。

これはたとえ話だ。英語でいえばアナロジーだ。アナロジーはあくまでアナロジーでしかない。つまり、ぴったり同じことを言っているわけじゃない。アナロジーとして承りおく、ということにしてもらいたい。マンガチックアイデアというところだな。

ガンの話はややこしいが、一応のケリをつけておこう。

ガンの引き金ということを言ったが、これは正式には「引き金段階」という。英語ではイニシエーションだ。

ガンというやつの特徴は細胞がやたらに分裂して増えることだ。細胞分裂という仕事はもともとコントロールされている。つつましやかなものだ。これも遺伝子のタクトによる。活性酸素の電子泥棒が、コントローラーのタクトをたたき落とす。すると細胞分裂のコントロールはけしとぶ。そこで異常増殖が始まるんだ。それを「あとおし段階」という。英語ではプロモーションだ。最後に「進行段階」がくる。英語ではプログレッションだ。ここまでこないうちなら、ガンは後戻りできる。これが**「発ガン三段階説」**ってものだ。

ガンはふたつの段階がなければ始まらない。この順序が逆になってもだめだ。発ガン物質があちこちにころがっているような話があるけれど、ガンにならない人がいるのはそのせいだ。

ボクは自分の食生活を披露するといって朝食のメニューだけしか示していない。そこにはスカベンジャー専門のものもあり、スカベンジャーを副作用とするビタミンもある。これでイニシエーションもプロモーションもおさえこんでいるつもりだ。

前にでてきたポーリングは前立腺ガンにかかっている。だがビタミンCを大量にとっているから天寿は全(まっと)うできるだろうと言っているそうだ。

ボクのほうは積極的にスカベンジャーをとっている。だから、たぶんガンにはかからないだろう。ここでスカベンジャーと活性酸素との関係についての説明をしておく。

スカベンジャーとは生体分子の替え玉のことだ。活性酸素という電子泥棒がやってきたら、替え玉に電子をださせる。そうすれば生体分子は酸化しないですむわけだ。無事でいられる。

この話でわかるとおり、替え玉の数が泥棒の数より少なかったら生体分子が電子を盗まれる。スカベンジャーはたくさんなければだめなんだ。

人間は自前のスカベンジャーをいろいろもっている。SOD、カタラーゼ、グルタチオン、グルタチオンペルオキシダーゼ、尿酸、女性ホルモンなどだ。でもこれらの多くのものは年をとると減ってくる。四十歳ぐらいからそれがめだってくる。そこまで言われても平気な顔ですましこんでいる中高年がいるとしたら、その神経をボクは疑うね。

そう言われたらあわてて医者の門をたたく連中がいるかもしれん。それがおかど違いだなんて言いたくないが、ボクはガンについて医者に相談したことはない。定期検診もガンの早期発見も考えたことはない。人間ドックとも無縁だ。

これが健康自主管理だ、とボクは思っている。しかし、そのためにどれほどたくさんの情報が入り、どれほどその処理が厄介な代物かってことは、ボクの本をよめば見当がつくはずだ。

ボクのテレビは台所にある。だから、台所にすわった時だけがテレビタイムだ。けさの朝食のとき、イツミ※という中年の男性が自分のガンについて語るのを見た。あとで新聞を見たらテレビの人気司会者だとあった。胃ガンの転移が腹壁にあること、これを放っておけば月単位のいのちしかないことを医者に告げられたことなどが画面にでた。

彼は入院の覚悟をきめ、精神力でもちこたえるという意味のことをのべた。

ボクだったらどうするだろうか。むろん入院手術という道を選ぶだろう。ボクは生命を綱わたりにたとえている。ちょっとのつまずきでおしまいになるものだ。ガン患者をつまずかせるものは、活性酸素であり栄養条件である。彼は精神力がそれだと思っている。それはよろしい。精神がぐらつけばストレスとなる。これは活性酸素の最大の発生源なのだ。心配はいけないということだ。心配しただけメリットがあるのなら心配もよかろう。心配は大きいほどデメリットがおおきいのだ。

ストレスがあればコルチゾールがでてくる。コルチゾールは合成の時にも分解の時にも活性酸素をだす。これがこわいのだ。コルチゾールの分解は例の薬物代謝による。

ガンを宣告する医者は絶対者だ。絶対者にすべてをまかせるのは安心立命に役立つだろう。

しかし、患者としてなすべきことが全くないのはどうしたことか。

ボクだって絶対ガンにならないなどとは思っていない。ガンが電子の問題だってことはわかったろうが、電子の挙動を扱う量子力学には決定論がない。このミクロの世界は確率論の世界なんだ。ボクがガンにかかる確率は十分に小さいはずだが、ゼロでフリーに。

※逸見政孝(いつみまさたか)　一九四五年生まれ。早稲田大学文学部卒業。六八年アナウンサーとしてフジテレビに入社。八八年フリーに。

はないんだな。

ボクと同じような食生活をしたらガンにかかる確率はゼロといっていいほど小さい。

これだけは確信をもって言える。食生活とはこのような条件をみたすものでなければならない、とボクは言いたい。

九十二歳でも実践できる科学的運動法

ある日、食卓でテレビをつけたら健康スペシャルをやっていた。寝坊をしなけりゃ見られなかったわけだが。そこでは、毎日一万歩歩けば血圧もコレステロール値もさがる、と言っていた。

こういう話にボクは好感をもてない。なぜならば、これはいくつかの経験例であって例外もあるだろうと思うからだ。それはつまり、真理が語られてはいないということになるのではないか。それは問題にならないものなのか。

前に生体の合目的性とかホメオスタシスとかについて書いた。血圧もコレステロール値もそのひとなりに合目的的な値にコントロールされて恒常性を保っているはずだ。

一万歩を歩けば、その条件に合うように血圧やコレステロール値が動いたんだ。テレビの医師は、一万歩で治らなければ適当な治療法があるといった。クスリの副作用もさることながら、ホメオスタシスのためにクスリの助けをかりる方法には疑問がある。

ボクは一万歩どころか、原則として家の中にいるのだから千歩も歩かないだろう。それじゃあ血圧は高いんじゃないか。コレステロール値も高いんじゃないか。医者へいって計ってもらおうか。ボクはそんなバカなことを考えない。

ボクは散歩なんかしないですむようにクライマーをつかっている。クライマーとは登山家のことだ。ペダルを交互に踏むようになった運動具だ。踏むのに力がいるので階段を昇るのと同じことになる。ついているビデオをみるとこれを手ばなしでリズミカルにやっているが、ボクは本棚のそばにおいてそこに手でつかまって踏む。

ボクは一日に十回近くこれをやっている。

一回を六十段昇るとする。十回すれば一日に六百段の階段を昇ることになる。

これは通信販売でもとめたものだが、同じようにして手に入れたものに自転車がある。むろん走ることのない室内運動具だ。これは一日に一回しかやらない。距離計で一キロ半になるまでしか漕がないことにしている。

この自転車運動具は膝と足首の関節を動かすのが目的だから軽くまわるように調節

する。

筋肉を鍛えるとは、筋肉を作るフィラメントという糸より細い繊維の本数を増やすことだ。これには**アイソメトリックス**という方法と、**筋膜をひきのばす方法**のふたつが知られている。ボクは両方ともやっている。

アイソメトリックスは日本語で等尺収縮ということだ。これは長さを変えずに緊張させるということを意味する。

ボクはボートももっている。水の上を走るものではなく室内で漕ぐまねをするボートだ。これには足をひっかけるところがある。そこに足をひっかけたままあおむけになる。そして、背中を下につけずに支えたまま七秒間じっとしている。それを五回ほどくりかえす。これが腹筋のアイソメトリックスだ。

腹筋は長さを変えずに緊張するだろう。これが等尺収縮になるのだ。これで腹筋のフィラメントの数が増えて腹筋が強くなる。マックス・プランク研究所の研究だ。ウェイトリフティングの選手はこの方法で筋肉を鍛えているそうだ。アイソメトリックスをやるとフィラメントの一部は壊れる。そして壊れたものより多くの新しいフィラメントをつくる。

だから筋肉が太くなるわけだ。

このフィラメントの再生は一昼夜ではできない。だからアイソメトリックスは一日おきとする。

忘れて困るのでボクは月水金ときめている。

ボートの運動の種目はふたつある。もうひとつは上体をおこした姿勢でオールをひく。そのとき本物のボートのように上体を倒さない。腕を曲げてオールをひくんだ。それを力いっぱいやる。これを五回くりかえす。これが腕の屈筋のアイソメトリックスになる。それをやるのも月水金だ。

ボクのボートはこのふたつの運動のためにある。本物のボートのように上体を倒すのもいいが、そうすると椎間板（ついかんばん）の負荷が大きすぎて腰を痛めるおそれがあるので二年前にやめた。若いひととは違うんだ。

アイソメトリックスは朝の風呂のなかでもやる。バスタブの形によってはできない運動だが。

まず、タブの中で両膝をたてる。そして膝がしらを両方に開いて壁面をおす。力いっぱいで七秒をかける。これを三回くりかえす。つぎに両膝をつけて力いっぱいおし

筋肉をつくるフィラメントの本数を増やす

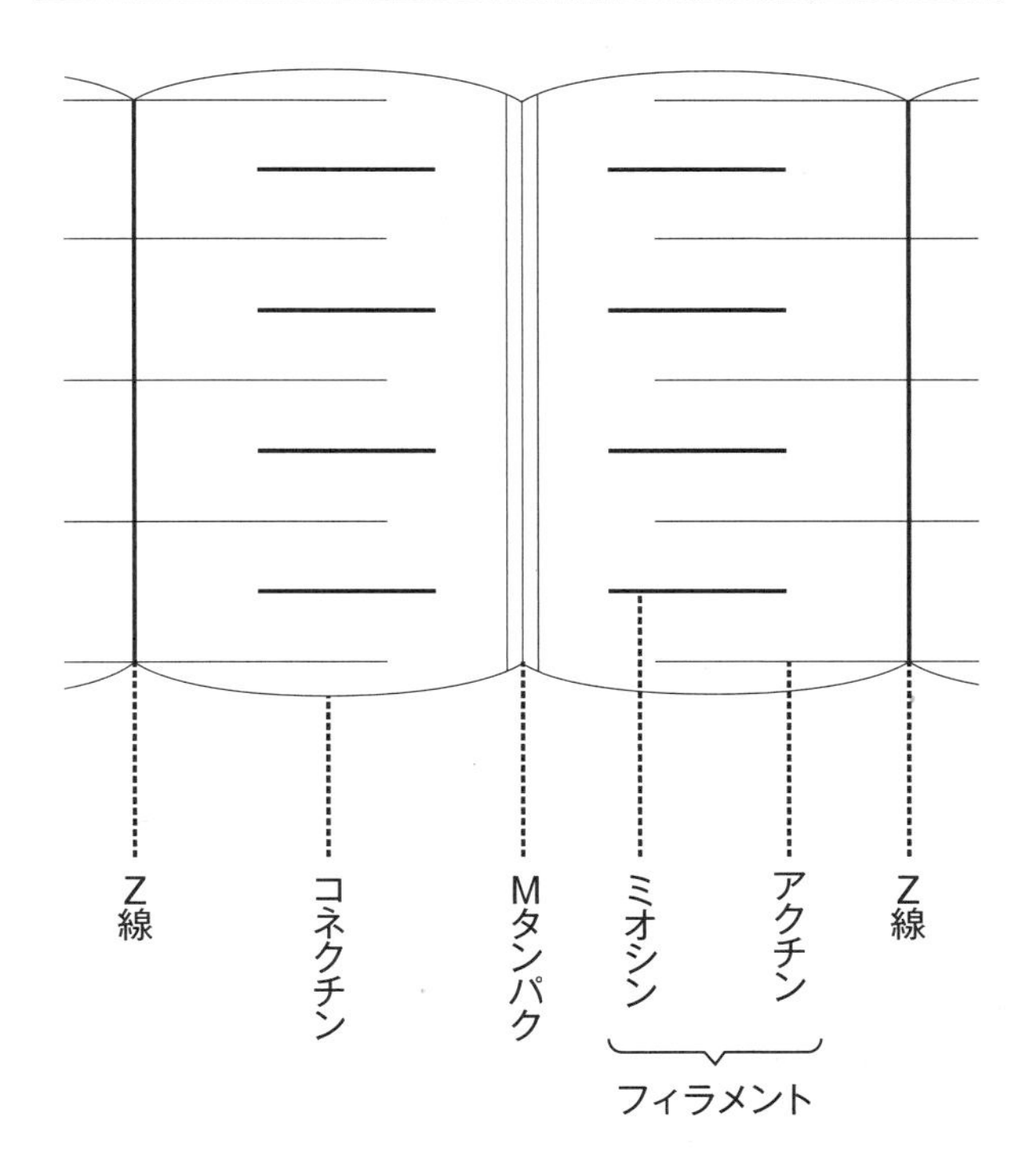

筋肉の構成は、膜に繊維がつつまれている。筋繊維は 10 本前後の筋原繊維の束で、その筋原繊維の中にフィラメントとよばれるタンパク繊維が並んでいる。フィラメントの数が増えれば筋原繊維も太くなり、筋繊維も太くなる。

あわせる。それも七秒間三回だ。

次は首だ。右のひじを壁面につけて手のひらを右のこめかみにあてる。そして首を力いっぱい右に曲げる。これも七秒間五回だ。これと同じことを左でもやる。

今度は右のひじをななめ後ろの壁面にあてる。右の手のひらは後頭部だ。こうしておいて首をななめ後ろに力いっぱいおす。これも七秒間三回だ。これと同じことを左でもやる。

月水金のアイソメトリックスはバスタブの中から始まるってことだ。

ブルワーカーという名のアイソメトリックスのための運動具がある。これもボクはつかっている。これは、入れ子になった太いパイプの中にあるバネで負荷がかかるようになったものだ。その両端を二本の樹脂被覆ワイヤーでつないだ作りになっている。ワイヤーとパイプとは平行だ。両手に一本ずつワイヤーをもってそれを開くようにすれば、パイプは短くなるが、バネのおかげでずいぶん力がいる。ボクは二十三年も前にこれを買った。

ついているテキストを見るといろいろな使い方があるけれど、ボクは五種目しかやらない。むろんこれも月水金だ。

まず、弓をひくように二本のワイヤーを前後にして左手をつっぱって先方のワイヤーを支え、右手で手前のワイヤーをひっぱる。これは七秒間三回とする。むろん左右の手の位置をとりかえてやることが必要だ。

次は一方のワイヤーを両足で踏み、もう一方のワイヤーを両手で上にひっぱる。これも七秒間三回全力投球だ。

順序はどうでもいいが、腕の筋肉のアイソメトリックスにはこういうのもある。立て膝をついて上体を直立させ、ブルワーカーの一端を膝小僧につける。そしてその上端に両手をかけてパイプを縮める。七秒間三回だ。

もうひとつはブルワーカーをからだの前方に両手で水平に支え、それを縮めるのだ。これだとどれぐらい縮むかが見える。筋肉の強くなるのが見えるわけだ。七秒間三回だ。

最後にはパイプを背中にまわし、それを両手で水平に支える。そして両腕の力でパイプを縮める。ブルワーカーを買ったときは、それができなかった。でも、今はできる。ボクは、からだで鍛えることのできるものは脳と筋肉だと書いたことがあるけれど、筋肉が年をとっても鍛えられることがこれで証明された。ボクがブルワーカーを買ったのは六十九歳の年だったのだから。

さっき書いたとおり、アイソメトリックスは、ドイツのマックス・プランク研究所で研究した現象だ。その理論によれば、筋肉を鍛えるのに、必要な力は全力の二分の一より大きくなければならない。ということはちょっとやそっとの力じゃダメだということだ。それでも必要な力がだせるかどうかがアイソメトリックスのきめ手になるわけだ。

よく火事の時にはバカ力がでるという話をきく。その火事場のバカ力の半分の力がだせればいいわけだ。ボクの背中にまわしたパイプを縮める実験は、バカ力の半分の力がだせることの証明になったわけだ。

ボクの書斎にはもうひとつ運動具がある。これはヘビーハンズという名前のもので、亜鈴のように両手にひとつずつ握るおもりだ。重さはいろいろだがボクは二ポンドのものをつかっている。

これもマニュアルによればいろいろな運動につかえる。だが、ボクはふたつだけだ。両手にこれをもち、腰をまわしておもりをふりまわすのだ。ふりまわすといっても往復運動だ。これは十回ぐらいとする。

もうひとつは、これを握った右手を側面でぐるぐるふりまわすのだ。次は逆方向だ。むろん左手でもこれをやる。これも十回ずつだ。

ボクのアイソメトリックスのレパートリーはもうひとつある。これは運動具のいらないやつだ。

書斎にはベッドの脇に自転車がある。ベッドでうつぶせになって、両足をサドルにのせる。そのままの姿勢で背中をもちあげるのだ。これも七秒間三回とする。これは背筋のアイソメトリックスになる。

アイソメトリックスをやらない日には、もちあげた背中をすぐにおとす。つまりペコンペコンと上下に動かすわけだ。これは十回でも二十回でもできる。

筋肉のフィラメントを増やす方法として、筋膜をひきのばすのがある、とさっき書いた（75ページ）。これはいわゆるストレッチだ。ボクは自己流のストレッチをやっている。

食堂に大きく重いテーブルがある。そこに両手をついて両足をできるだけ遠く伸ばす。かかとはあがっている。からだを弓なりにそらせておいてかかとをおとす。これをリズミカルにくりかえす。六十回ぐらい。

それから右足を前にひく。右膝は曲がっている。右膝をリズミカルに深く曲げる。三十回ぐらい。すんだら足をとりかえて同じ動作をくりかえす。

右足を大きく開き左膝を曲げ、それをリズミカルに深く曲げる。三十回ぐらい。すんだら足をとりかえて同じ動作をくりかえす。

次に直立して前屈をする。これもリズミカルに二十回ぐらい。

ストレッチはそれだけにしてジャンプをする。テーブルのふちに両手をかけたままだが、膝の曲げかたを次第に深くし、ける力を次第に強くする。これを六十回とする。

腕たてふせのことはまえに書いたが、このほかにベッドのうえの体操を朝と夜とにやる。朝のほうは、ボクがいつも頼んでいるマッサージの林スズエさんのすすめによるものだ。ベッドの上にまわってからだを左右に大きくゆする。これを三十回ほど。すんだら真向法だ。※あぐらをかいて頭を深くおじぎするやつだ。鈴木俊一東京元都知事のお家芸として有名なやつだ。

夜の部はボクのアイデアによるもので、別におすすめするほどのものではない。これは手と足のマッサージのようなものだ。

指のマッサージはこうする。指先、第一関節、関節の間、第二関節、関節の間、第三関節と、十回ずつもむ。これを右手と左手と別々にやる。それから手の指と足の指とをいっぱいに開く。そしてつぼめる。それを五回ほどやってから、左右の手の指をたたいて曲げる。

この手の体操はあおむけになってやるわけだから、すんだら腕を上に上げて肘(ひじ)を曲げ、勢いよく伸ばす。このとき肘をたたく。これを十回ぐらい。

こんどは足の運動だ。片足を上げてけとばす動作をする。これを五回くりかえしたら、こんどは膝小僧をグイっと、押して足を伸ばすようにする。これは三回ぐらい。むろん一方の足がすんだら別の足で同じことをやる。

それから足をさげて足先を左右にふる。両足先が開いたり閉じたりすることになる。

それから右足のかかとを左足の親指のまたにはさむ。それから左足の側面を人差指

※腰の屈伸など四種類の運動でくみたてられた体操で、足の細胞の代謝や、上体の姿勢を正常にととのえる、といわれる。所要時間は朝夕数分。

のまたにはさむ。こうして五本の指のまたを開いてゆくわけだ。両足で同じことをやる。

これがすんだら右膝をたててそこに左足をのせる。それから足先に手のひらをあてがってしっかり押さえる。こうしておいてその手を力強く前後に動かす。まず十回ぐらいだ。それは足の指を上下に動かすことになる。それがすんだら足の指を一本一本つかんでぐるぐるまわす。

こんどはその左足のまたに右手の四本の指をさしこんで、動かしてもはずれないようにしっかり握る。そうして、その足を力強くぐるぐるまわすんだ。右まわり十回、左まわり十回でいいだろう。これで左足の運動はおしまいだ。

こんどは右足だ。左膝を立て、そこに右足をのせて、左足の場合と同じことをやる。このような足首の運動は、足を使った後の疲れをとる、とは林さんの経験だ。

これでボクの基本的な運動は残らず紹介したことになる。全部やったとしても時間は三十分ぐらいのものだろう。でもこれが直接どういう役にたっているかはわからない。

めんどうくさい運動をよくやる、とあきれるひともいるだろう。だが、これをやめたいと思うときがボクの最後だろう。それが「どうぞ、おさきに」のあいさつをやめるときだ。

「今日はきのうの延長なんだ」と思うことだ

ボクの今日はきのうの延長上にある。そして、きのうはおとといの……。日々は連続しているのだ。自分で思うのだが、ボクの九十何年かの時間はみごとに連続している。それはボクが自主的に生きてきたことの証しといえるだろう。兵隊にひっぱられたら、そういうボクはなかった。それどころか、ボクの人生はもうすでに終わっていたと思う。

ボクの好きな言葉に「岐路あり友あり」というのがある。自然環境を一般市民の浄財で守ろうという「しれとこ100平方メートル」運動※に参加した時、そのリーダーだった町長さんにもらった本のタイトルがこれだ。ボクは岐路を自主的に選んで生きてきた。

戦争の始めのころ、東大と津田塾大とからほとんど同時に口がかかった。ボクは象牙の塔の住人としてだれよりもふさわしくない人間だと思っていたもんだから、恩師には悪かったが東大をことわった。この岐路を東大にとっていたら、いわゆる専門バカへの道をすすんだことだろうから、自分の健康を真正面から見るなんてことはありえなかったはずだ。

糖尿病をもった人間の寿命は平均より十年短いと言われているのだから、ボクはとっくに死んでいたことになる。岐路の選択にまちがいはなかった。

中学教師だった父が失明、失職したものだから、ボクの大学時代は忙しかった。家計のために、自由な時間のほとんど全てをアルバイトにあてた。自分の学費どころか家計まで支えた。大学生にそんな貧乏人はひとりもいなかった時代にである。しかもわずかな時間を盗んで音楽部をつくり、そこで楽器をもてあそんだ。

結局勉強にあてる時間はゼロだった。ボクはよく自分は物理を「やった」と表現する。勉強したとは言いにくいからだ。

まじめに勉強できないのなら大学をやめて働くことにすれば、精神的にも肉体的に

※北海道斜里町が一九七七年にはじめた。知床国立公園内の開拓地跡を、自然保護のため一般の寄金で買いあげる運動。一区画、百平方メートルを八千円で一般のひとびとに分譲し、乱開発から守ろう、というもの。

も楽だったろう。ところがボクはそんなことは一度も考えなかった。岐路がみえなかったんだ。気くばりがよければ岐路はつねに存在するものだろう。それに気づいてたえず舵をとる人間が賢いのかもしれぬ。しかし、ボクはそうではなかった。弱者としてのボクの人生がここに始まった。

「どうぞ、おさきに」という言葉は弱者のもののようには受けとられないかもしれぬ。しかし、それは誤解だ。編集の土井さんの言うとおり、それはブラックユーモアなんだ。弱者が強者とまちがえられる場合がないではないのだ。

「岐路あり友あり」の友とはだれのことか。それはボクの同級生などじゃない。はじめに書いた「出家とその弟子」に参集する弟子のことだ。弟子イコール友だ。その数は二十名はあるだろう。

ボクはこの本で雑多な面を見せているはずだ。それは友との勉強のおかげ以外のなにものでもない。この本に手をつける前日まで、ボクは『二十一世紀は存在するか』にかかっていたが、そんな本を書けるのも友あればこそだ。東大物理学教授にこんな芸当は無理だ。

友との勉強会が始まったのは一九五〇年ごろのことだ。これは今日まで続いている。

それどころか、並行する別の勉強会もあった。それには今日まで続いているのもあり、友たちの死によってうち切られたものもある。

自分の会社ができてからは、そこに集まる善男善女の勉強会も始まった。これは十年ほど続いている。

ボクの、その日その日の中身を書きたいが、それは友との勉強会と切りはなしては語れない。最初にトマムの生活がでてきたのはその一例といっていい。勉強会にはいろいろなスタイルがあるんだ。

ボクの日常の中身を分解したら、原稿、読書、勉強会、講演、旅行、音楽、大学と、要素は七つになるようだ。ボクは手があくと横になってラジオのスイッチを入れる。放送大学の講義をきくのだ。今のリストに大学とあるのがそれだ。ボクは放送大学の熱心な盗聴生である。プログラムを見るわけじゃないから何がでてくるかわからない。おもしろければ聞く。つまらなければ聞かない。参考になる話ならテープにとる。

テレビは台所にあるので、そこに座る時にしか見ない。テレビはいのちとりだから嫌いだ。いのちとは時間の別名だ。

一日が始まるのは午前〇時だ。ボクはその日の最初のニュースをラジオで聞いてから眠りにつく。

すぐに眠れない時には、大物理学者の名前、大哲学者の名前、大文豪の名前などを唱える。むろん日によって分野が違う。Kで始まるドイツ語の単語を数えることなどもある。百をこえるころになれば眠れるのが普通だ。

前にも書いたことだが、夜中に一遍はトイレに起きる。この時は原稿のことを考える。中身を考え、具体的な文章表現を考える。原稿書きが本職であってみれば、それはプロ意識というものだろう。自宅にいる時、何も書かない日はほとんどない。

こんなことをしているうちに、眠れば眠ったでいい。眠れなければ午前五時のニュースを聞く。枕もとにポータブルラジオが置いてある。ついでに「人生読本」だの「こころの時代」だのを聞くことがある。つまらなければオフにする。眠るも眠らないも自由だ。

はっきり目がさめるのは、早ければ五時、遅ければ八時だ。五時ならばラジオのスイッチを入れて右に書いたようなことになる。

ベッドを離れるのは七時半と決めてある。それまでの時間を原稿の構想にふりわけることは珍しくない。

起きたらすぐ風呂だ。それから台所でミキサーをまわす。八時過ぎには朝食がすむ。お茶やコーヒーも紅茶もなしだ。

この時間にテレビを見るわけだが、チャンネルはでたらめにまわす。なにも期待しているものはない。

台所をでたら書斎にまっすぐいくのが普通だけれど、音楽室を通るので気がむけばオルガンの前に座る。譜面を見ることもないではないが、たいていは暗譜だ。きのうは「ラ・クンパルシータ」と「奥様お手をどうぞ」と「小さな喫茶店」と「タンゴ」だけだった。今日は弾かない。

書斎にこもればいきなり原稿だ。

ひと息ついたら新聞を見る。「朝日」、「毎日」、「赤旗」の三紙だ。まずコラムを読む。どれにも秀作があり駄作がある。ボクが見ての話だが。

これから書きたい作品の資料になる記事はかならず切りぬく。それを分野別スクラップブックに貼りこむ。科学関係のものは資料とかかわりなくスクラップする。「赤旗」の読者は少ないだろうが、ほかの新聞が載せたくないような記事がある。外紙の記事も多い。米国は日本のマスコミを批判しているが、「赤旗」を見てもらいたいものだ。

原稿にうちこみすぎると新聞の山ができる。ひどいときにはその山をくずすのに二日もかかることさえある。

正午ごろ第二食をとる。今日は、おはぎ二個と缶入りコンソメだ。この時スカベンジャーとイチョウ葉エキスをやるのだが、たまには忘れることもある。この時もテレビチャンネルをグルグルまわすのだが、つまらないものが多い。すめばまた原稿だ。あきたら書斎のベッドに横になって放送大学にチューニングする。しかし、聞くにたえるものは二割ぐらいのものだ。

こういう時にはテープをつける。放送大学だったり音楽だったり落語だったりする。たまに眠ることもある。

原稿を書かない時には本や雑誌を読む。書くものの参考の場合もあり、興味本位の場合もある。結局は学術書だ。小説の時代は終わった。講読している雑誌は「日経サイエンス」、「科学」、「現代化学」、「選択」、「金曜日」だけだ。これはおもしろいものを探して読む。

夕食後は原稿を書くことが多い。

それから日記をつける。これは九十歳の誕生日から始めた。分量は一日四百字前後とほぼ一定にしている。

風呂に入るのは午後十時四十分ごろだ。その前に菓子をつまむのがならわしになっている。風呂からあがれば十一時を少し過ぎている。ベッドに入ってラジオを聞く。「ないとエッセー」とか「吉川英治名作選」とかがある。どっちも知的緊張からほど遠いものだから誘眠効果がある。

ここに紹介したのは自宅にこもりっきりの場合だ。外出ということをしない。室内運動あるのみだが、これについては前の項目に書いてある。

ここに書いたのは特別な用事がなくて家にいる時のものだ。基礎的なスタイルといっていいのかもしれない。

ハウスキーパーさんたちのみえる日はだいぶちがう。昼食とおやつとが判然としている。そして、それぞれの時間が一時間かかる。それは歓談の時間だ。

お茶のあとは、できれば音楽をやる。ドイツ人のいうシュピーレンフロイデだ。演奏の喜びというやつだ。ピアノとオルガンとシンセサイザーと楽器はひとりにひとつずつある。演歌風のものは絶対やらない。

キーパーデイの中身は基本形の午後の部の一部分を差し替えた形になる。マッサージの日には午前十一時から午後三時までの部分を差し替える。林スズエさんのマッサージだが、これは文字どおり天下一品だ。独自のものであり、デリケートなものだから完全な伝授は無理なのだ。ボクの健康への寄与は大きい。伝い歩きをするしかないほどの座骨神経痛から数日後に立ちあがって、北海道へ飛び、酪農学園大学で特別講義をしたこともある。三年ほど前の話だ。

ところで、ボクの生活のなかに勉強会があることは宣伝ずみだ。四十年以上続いている勉強会は、始めは週二回だったが、週一回になり、月二回になり、とだんだんに元気がなくなって、いまでは月一回という衰退ぶりだ。このところ御無沙汰気味の某短大教授氏が七十歳定年退職で戻ってくれれば、いくぶん活気もでてくるだろう。この勉強会の成果のはしくれは、ボクの書いた『心とはなにか』（『三石巌全業績』第十九巻）に見ることができる。

第二の勉強会は、清泉女子大に勤めていた時に学生の希望で始めたものだ。そこでは哲学の本を読んだ。同大教授のカトリックの神父さんもそこにいた。始まったのは一九六三年ごろだ。

そのころは前にも書いた品電公害もありオキシダント公害もありで、ボクのいる練馬は物情騒然としていた。

「練馬公害をなくす会」というのができて、ボクが会長にまつりあげられたこともあって、ボクの家に有志が定期的に集まるようになった。それが大学紛争と重なったものだから、早稲田の教授や助教授連が住民の有志に加わって、第三の勉強会は活気にみちていた。だが、長続きはしなかった。

結局ここにあげたボクの家のふたつの勉強会は一本にしぼられた。両方でていたメンバーがいたからだ。そしてそれは今日に続いている。

今の自宅勉強会は、分子栄養学を学びたいというひとの集まりだ。だからテキストにボクの書いた『分子栄養学序説』(『三石巌全業績』第三巻)をつかったが、今は『偶然と必然』(第二十六巻)をやっている。

この勉強会のある日は、午前十時から正午まで、基本のスケジュールを差し替えることになる。

ボクの生活のなかで講演はかなりの負荷になっている。開催地は東京、旭川、札幌、長野、大阪、熊本、鹿児島、那覇などだ。それが春秋二回ということになっている。

八十歳代までは石垣島へおよぎにいったが、もう今は行かない。スキーは年末に軽井沢、年があけて菅平（すがだいら）ときめてある。一緒に行くのは勉強会のメンバーだ。

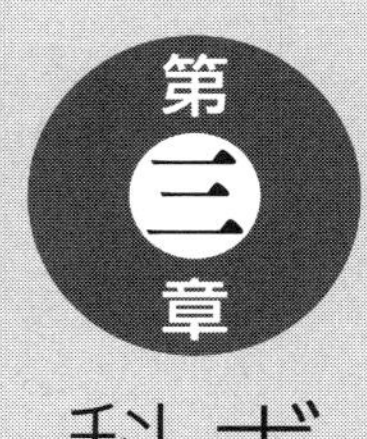

ボクの健康法の科学的根拠をかたろう

もっともらしい「ニセモノ」にだまされるな

細川護熙(ほそかわもりひろ)元首相は数学と物理が嫌いだった、とある友人が教えてくれた。嫌いと言ったのか不得意と言ったのかははっきりしない。嫌いなものが得意になるわけはないし、不得意なものが好きになるわけもないんだから、それはどっちでも同じことだ。

その友人は、我が意を得たりという心境からこれを教えてくれたのか、細川元首相にケチをつける目的でそう言ったのかわからない。これもどっちでもいいことだ。

ヨーロッパには日本と違って哲学がある。フランスあたりでは、哲学の素養がなければ大学入学資格試験をパスするのも無理だ。ヨーロッパの哲学には学問論というものがある。学問とはなんぞやを問うものだ。

十七世紀の哲学者デカルトは、学問の手本は幾何学だと言った。十八世紀の哲学者カントは、学問の手本はニュートン力学だと言った。ニュートンも十七世紀のひとだが、デカルトよりあとのひとだ。

ここに数学と物理学がでてきた。それは学問のお手本だ。するとこれが嫌いということは学問が嫌いということになる。そこがポイントだとボクは思う。

学問の特徴は、ウソやゴマカシを許さないところにある。真理を求めるのが学問のたてまえであれば、これはあたりまえのことだ。逆に言えば、ウソやゴマカシのない世界は学問の世界に限られるということだ。それは、数学や物理の世界にとじこめられている、ということだ。

数学や物理学では論理のすじが通っている。どこまでも理屈で押していくことができる。物理をやった人間にそういう特徴のあることは、国会でも見られるし、この本でも見られるはずだ。

我々日本人は、総理大臣が学問を嫌いだと言っているのを知っても、別になんとも思わない。そんなことを問題にするのはヤボだというひともいよう。しかし、これは先進国のありかたではない。ホワイトヘッドは**「万学の基礎は一般数学だ」**と言っている。イギリスは後進国ではないって感じがするではないか。

学問が嫌いだとすればそのひとに学問があるはずはない。ズバリそれは無学ということだ。発展途上国では無学も有学もみさかいがない。ウソとマコトとのみさかいもない。

また、ウソとマコトをごっちゃにして、口からでまかせのことをしゃべりまくる。きわめつき無学の人間が、もっともらしい能書きを講釈する。我々はこれをおとなしく拝聴する。国会のことじゃない。健康食品や健康機器のセールストークのことだ。

二十世紀の哲学者ヴィトゲンシュタインは、自分の世界は論理の世界であって、その世界のそとは神秘の世界であるからそこではなにも言わない、という意味の態度を示している。彼は、気功についても、整水器についても、磁気機器についても語ろうとしないだろう。

ここでのテーマは「生体のメカニズム」だ。そういう項目をあえてここにとりあげたのは、この本がそれを踏まえて書かれているからである。それは、本屋にあふれている栄養や健康に関する本の多くが、生体のメカニズムを知らないひとによって書かれていることを意識してのことなのだ。

からだは物質でできている。つまり、からだは物質だ。エンゲルスが、生命はタンパク質の存在様式のひとつだ、という意味のことばをのべているが、十九世紀にこういうことが言えただけでも、彼の識見の高さを偲ぶことができる。まさにそのとおりなのだ。

二十世紀は唯物論の世紀なんだ。唯物論にそっぽをむいてきたイスラム教徒ＰＬＯは、ついにイスラエルと和解した。毎日新聞はこれを評して、「神々の時代のたそがれの象徴」と書いた。ニーチェはすでに十九世紀末に、「神は死んだ」と言ったではないか。神が死に、神々の時代が過ぎれば唯物論の時代がくる。これは人間の自立であり、人智の勝利なのだ。

人間のからだを、タンパク質やリン脂質や核酸などの分子にばらして浴槽に入れておいたら、それが自然によりあつまって人体になるかといったら、それは無理だと言うひとがいるだろう。しかし、可能かもしれないと言うひとはひとりもいない、とボクは思わない。

ただし、順序よく分子を提供する、という条件がつく。料理にしてからが、材料がそろってもそれを順序よく提供することが要求されるだろう。それと同じことだ。

リボゾームという名の小さな器官が細胞の中にある。これは遺伝子の設計図にしたがって運ばれてくるアミノ酸をつなぐ役目をする。つまり翻訳装置だ。それを分子にばらして適当な溶液と一緒に試験管に入れておく。するとこれは自然により集まって、もとの雪だるまの形をつくる。そればかりじゃない。翻訳装置として働くようになるんだ。このプロセスは「自己組織化」とよばれている。
脊髄（せきずい）移植という方法を耳にすることがあるだろう。あれは健康なひとの脊髄を抜きとって、それを白血病の患者に入れるんだ。これは静脈注射でやる。するとその骨髄細胞は血液にのって骨髄にたどりついて、そこで骨髄の自己組織化に参加することになる。抜かれるほうの苦痛は大変だが、もらうほうは痛くも痒（かゆ）くもない。

唯物論の世界は非情ではない。類は友をよぶというような世界であったのだ。

四十億年の昔、地上に生命はなかった。それは雷鳴や暴風雨の世界であった。物質はものすごいエネルギーでかきまぜられてさまざまな化学反応を起こしていた。ということは、生命の材料になるような分子もでき、材料になりっこない分子もできたということだ。自然に意図があるわけじゃないから、どんな分子ができるかわかったものじゃない。アイゲンというノーベル賞物理学者は、これを「自然の遊戯」と言った。

その偶然にできたでたらめな分子がランダムな離合集散をくりかえしているうちに、生物と名づけてよさそうな物体があらわれた。生物は無生物のなかに誕生したのだ。

我々は植物や動物を食って生きている。それは生命を食っているわけじゃない。植物や動物のからだを作っている物質を食っているんだ。死んだものを食って、生命をもつ我々のからだを作っているんだ。無生物から生物を作っている、といって差しつかえないだろう。「同化」というのはこの化学反応のことだ。

二十世紀の半ばまで、生命の法則と無生物の法則とは別ものとする学者がいた。今はそれが同じものだということになった。分子生物学のおかげだ。しかしそれは、この新しい科学がなくても、よく考えればわかることだった。だからそう考える学者もいたわけだ。

我々人間は、外から取り入れた栄養物質をまず消化する。これはそれをバラバラな分子にまで分解するということだ。ここで働くのが消化酵素だ。**燃焼のような化学反応を体温という低い温度でやってのけるのが酵素なのだ。**

そこにDNAがでてくる。酵素タンパクの設計図をDNAが受け持つってことだな。タンパク食品が入ってくれば、それはフィードバックしてタンパク消化酵素を作らなければならん。これによってタンパク分子はアミノ酸分子にわかれる。これが消化だ。

そこで二十種のアミノ酸分子が揃うわけだが、これをもとにして人間のからだが要求するタンパク質をつくる。これが同化だ。そしてこの代謝をやらせるにもまた酵素がいる。その設計図はＤＮＡがもっている。ここにもまたフィードバックのプロセスがかんでいるんだな。

ここに注意すべきポイントがある。それはここまでの**「自然の自己運動」が別に生物特有のものでもなんでもないってことだ。**つまり、すべてはありきたりの物理や化学の法則をはずれてはいないってことだ。

ここに「自然の自己運動」という言葉をだしたが、それはボクの造語だ。神秘な力にあやつられるのではなしに、自然が自然に変化してゆくことを指している。我々がなにも気がつかないうちに、タンパク質をアミノ酸に分解し、それでからだを作り酵素を作り、という具合に動いてゆくんだな。

八十歳の父親がカルヴェの扁平骨（へんぺいこつ）だから治らないと言われたという男がボクを訪ねてきた。これは背骨の椎間板（ついかんばん）がつぶれて、うすっぺらになった状態だ。この場合、椎間板の設計図はなくなってはいない。だが設計図がちゃんとしていても材料がないことには椎間板が作れるはずはないだろう。ボクはその材料を揃えるように指示した。そうしたら椎間板はもとどおりになりカルヴェの扁平骨は治った。医者はびっくりしたそうだが、ボクからすれば怪しむに足りない。当たり前のことじゃないか。

椎間板は軟骨の仲間だ。軟骨というものは、ヘチマのたわしにコンニャクをつめたような作りになっている。たわしはコラーゲンというタンパク質だ。コンニャクは多糖体という糖質だ。コラーゲンを作るのにはタンパク質とビタミンCがいる。多糖体を作るのには糖とビタミンAがいる。これは我々の栄養学では常識だ。

ここでの問題は、医者が栄養についての知識を軽く見ているってことではないか。医者はからだのメカニズムを知らないでいいってことか。

とにかく、**からだのメカニズムを知ってからだの要求する物質をとっていれば、おかしなことにならずにすむことが多い**んだな。

このあたりまで読んできたひとに対して今更言う必要はないが、学問が嫌いな人間に健康管理は無理とわかったろう。それどころか、健康管理のうえで、何のききめもない高価なものにひっかかるのも学問の嫌いな人間だ。

「あなたがガンになったのは先祖のたたりだ」といってツボを売りつけた医者がい

る。医者も患者も学問が嫌いならこんなことも起こるんだ。

ボクが「どうぞ、おさきに」といってさきをゆずりたいのは、まず学問を嫌う連中だ。念のために言うが、それはカントの頭にある学問であって、学問ならなんでもいいというわけではない。

知らないうちに、あなたのからだに「火事」が起きている

こんどはイオンの話にしよう。二価鉄イオンというキーワードが二度もでたままになっていたからだ。

イオンも科学用語だし、この本のキーワードのひとつになっている。これからの話でわかることだが、なにもあらたかなしろものじゃない。イオン化粧品などと聞いて、すぐに感心するようじゃだめなんだ。

前に、紫外線にあたると、水分子がHとOHに分かれるって言っただろう（64ページ）。水分子は水の中で、これと同じに分かれることがある。ところが、紫外線の場合のOHには電子が一個くっついている。水の中の場合のOHには電子がくっついていない。紫外線の場合のOHはヒドロキシルラジカルと名前のついた活性酸素だが、水の中のOHはイオンなんだ。ヒドロキシイオンと言ってもよし、水酸イオンと言ってもよしなんだ。

紫外線の場合、Hは水素ラジカルで一個の電子を持っている。水の場合、Hは水素イオンで電子を持っていない。

このへんのところはじつにややこしい。難しい話だから、さっと切りあげて、イオン一般の話にうつらせてもらう。

食塩も砂糖も水にとける。これに電気を通してみると、ふたつはぜんぜん違うんだ。食塩水は電気を通すけれど砂糖水は電気を通さない。食塩はイオンを作るが砂糖はイオンを作らないんだ。それはどうしてか。

イオンは電気を持った原子または原子団だ。だから、プラスの電気を持つ陽イオン（正イオン）と、マイナスの電気を持つ陰イオン（負イオン）と二種類のものがあることになる。

食塩水の中に電気を通すには、プラスの電気をおびた陽極（正極）と、マイナスの電気をおびた陰極（負極）とを差し込む。すると、陽極は陰イオンをよびよせるし、陰極は陽イオンをよびよせることになる。陽イオンは陽極から陰極へ、陰イオンは陰極から陽極へ流れることになる。この流れが電流とよばれるものなんだ。

食塩の場合、この塩化ナトリウムという名の物質の分子は、水にとけると塩素とナトリウムとに分かれる。正式にいえば塩素イオンとナトリウムイオンとに分かれる。塩素イオンは陰イオンだから陰極から陽極にむかって流れる。ナトリウムイオンは陽イオンだから、陽極から陰極にむかって流れる。習慣上、電流の流れる方向は陽電気（正電気）の流れる方向とされている。だからこの場合、電気の流れる方向は、ナトリウムイオンの流れる方向ということになる。

砂糖が電気を通さないのはなぜか。それは水にいれてもイオンにならないからだ。砂糖は糖質だからＣＨＯだ。ここでは炭素、水素、酸素の二十四個の原子がスクラムをくんでいて、水に入ってもふた組に分かれたりはしない。

イオンに分かれるってことは、プラスの電気を持った組と、マイナスの電気を持った組に分かれることだろう。砂糖はそれをやらない。だから砂糖水は電気を通さないんだ。イオンという電気のかつぎ屋がでてこないからだ。

水にとけてイオンをつくる物質を「電解質」という。これは中学生でも知っていることだ。食塩は電解質だけれど、砂糖は電解質ではない。電解質を顔にぬれば、そこには水があるから必ずイオンがでてくる。塩をぬってもミョウバンをぬってもイオンはでてくる。陽イオンは酸性、陰イオンはアルカリ性だ。イオン化粧品なんていったい何がいいものか。

電解質とはどんな物質か。それはふたつの原子または原子団のくっついたものだ。ふたつのうちのひとつはプラスの電気を持っている。もうひとつはマイナスの電気を持っている。水に溶かせば、このふたつは分かれてイオンになる。そこで、電解質の分子は「イオン結合」によってできているってことになるんだ。食塩の分子はイオン結合によってできているが、砂糖の分子はイオン結合でできているんじゃない。

ところで鉄を含む食品というのがある。ホウレンソウとか肉とかプルーンとかがそれだ。鉄といえば金属だが、まさか金属の形で鉄が食品に入っているわけじゃない。化合物として入っているんだな。それじゃあ、その分子はイオン結合のものかそうでないか、それが問題なんだな。

ついでに言っておくが、**イオン結合でないものはたいてい「共有結合」の形になっている。これは、電子を共有しているって意味だ。**普通は、二個の電子が原子の間をとりもって結合している。実は水の場合もこれなんだ。HとOHに分かれる場合を前にあつかったが、このふたつのあいだは二個の電子でつながっている。紫外線があたると、HとOHとが一個ずつの電子を持って分かれてゆく。

ラジカルという言葉があった。これは普通、一個の電子を持った分子のかたわれを意味する。だから、水が紫外線のエネルギーでふたつに分かれたとき、HラジカルとOHラジカルとができたってことになる。

電子を一個もつ原子や原子団、つまりラジカルは不安定なんだ。電子一個の状態をなるべく早くやめて、電子二個の状態になっておちつきたいんだな。だから電子泥棒になって、よそから一個の電子を盗もうとするんだな。

ラジカルの原子団に酸素原子が入っていれば、これは活性酸素とよばれる。

水分子がイオン結合でできているんでもないのに、これがHイオンとOHイオンとに分かれるのはなぜかという疑問がわくんじゃないかな。この答えは簡単だ。イオンができにくいから。分子一千万個について一個の割合でしかイオンはできないんだ。

これは余談ではあるが、こういうことまで心得ていないと、食生活をちゃんと考えることはできない、とボクは思っている。

そこで二価鉄イオンの話にもどる。食品に含まれる鉄化合物でイオン結合のものは、主に植物に含まれている。共有結合のものは主に動物に含まれている。ホウレンソウやプルーンに含まれている鉄はイオンになるということだ。

まず、鉄イオンの作用として問題になるものがいくつかある。そのひとつはビタミンEの働きをなくすことだ。だから、レーズンとビタミンEは一緒に食うな、などというアドバイスが本にあったりする。間を二十四時間離せなどと言う学者もいるが、これではビタミンEを毎日とることはできないわけだ。まず八時間ぐらいでいいとしておく。

肉にはヘモグロビンもミオグロビンも含まれている。それはいわゆる鉄タンパクだからイオン化しない。ビタミンEを一緒にやっても何も問題はおきないんだ。

鉄イオンには二価のものと三価のものとがある。二価鉄イオンとは、鉄原子が二個の電子をなくしたためにプラスに帯電したものだ。電子はもともとマイナスの電気をおびているから、それがなくなればプラスに帯電するわけだ。

三価鉄イオンは失われた電子が三個のやつだ。

よく、ビタミンCがあると鉄の吸収がよくなるといわれる。実は、二価鉄イオンは三価鉄イオンよりぐっと吸収がいい。ビタミンCは三価鉄イオンに電子一個をわたして二価鉄イオンにかえる。それで吸収がよくなるわけだ。ただし、肉に含まれている鉄はイオンにならないけれどきわめて吸収がいい。

三価鉄イオンを二価鉄イオンにするビタミンCの作用は「還元」とよばれる。電子を抜きとるのと反対の作用だ。

活性酸素のナンバーワンはヒドロキシルラジカルだが、二価鉄イオンにはこれを作る作用がある。その原料は「過酸化水素」だから、これがなかったら二価鉄イオンがあったところでなんということもない。

活性酸素には四種類のものがあるが、その中で一番弱いのが過酸化水素だ。これが含まれているのはタバコの煙だ。タバコとガンとの関係はやかましく言われているが、その犯人はこの過酸化水素だ。ほかにも発ガン物質がいろいろあるタバコだが、ほんとに問題になるのは過酸化水素だけだとわかった。

これを確認したのは永田親義※元国立がんセンター生物物理部長だ。ニコチンは指名手配からはずれた。ニコチンはむしろボケの特効薬として名誉を回復したんだ。

過酸化水素はタバコからくるだけじゃない。いわゆる喜怒哀楽を作りだすアミン型

※一九二二年生まれ。京都大学工学部卒業。ノーベル賞を受賞した福井謙一博士のもとで、フロンティア電子理論を発ガンその他の生体反応に適用する研究をすすめた。国立がんセンター設立とともに生物物理部長となり発ガンのメカニズムの研究を推進した。

ホルモンが分解する時にもでてくる。また、「スーパーオキサイド」っていう活性酸素が変身する時にもでてくる。

ぞくぞく科学用語がでてきたが、その説明はあとまわしにして、過酸化水素の性質について書くことにする。ほかの活性酸素はとても寿命が短くて一秒ももたない。ところが過酸化水素はなかなか消えない。それどころか、からだじゅうどこへでも流れてゆく。過酸化水素が弱虫のくせにこわがられているのはそのせいだ。

ここに二価鉄イオンがいたずらをやる。過酸化水素を最強の活性酸素ヒドロキシルラジカルにかえてしまうのだ。二価鉄イオンを放火魔といっておこうか。

放火魔を放っておいたらあっちでもこっちでも火事がおきる。こんなことは、からだが先刻承知だ。血中にはトランスフェリンをパトロールさせ、肝臓などの臓器にはフェリチンをおいている。どちらも二価鉄イオンをつかまえてくれるタンパク質だ。

こうなると鉄を含む食品を口にいれるのがこわくなると言いたいだろう。成人男子にはこれが通用しないとは言わない。からだは鉄を排出するしくみをもっていないからだ。閉経後の女性もそういうことになる。この問題では、育ちざかりの子供や若い女性はのけものになる。わかるかな。

過酸化水素が“最強の活性酸素”ヒドロキシルラジカルになる

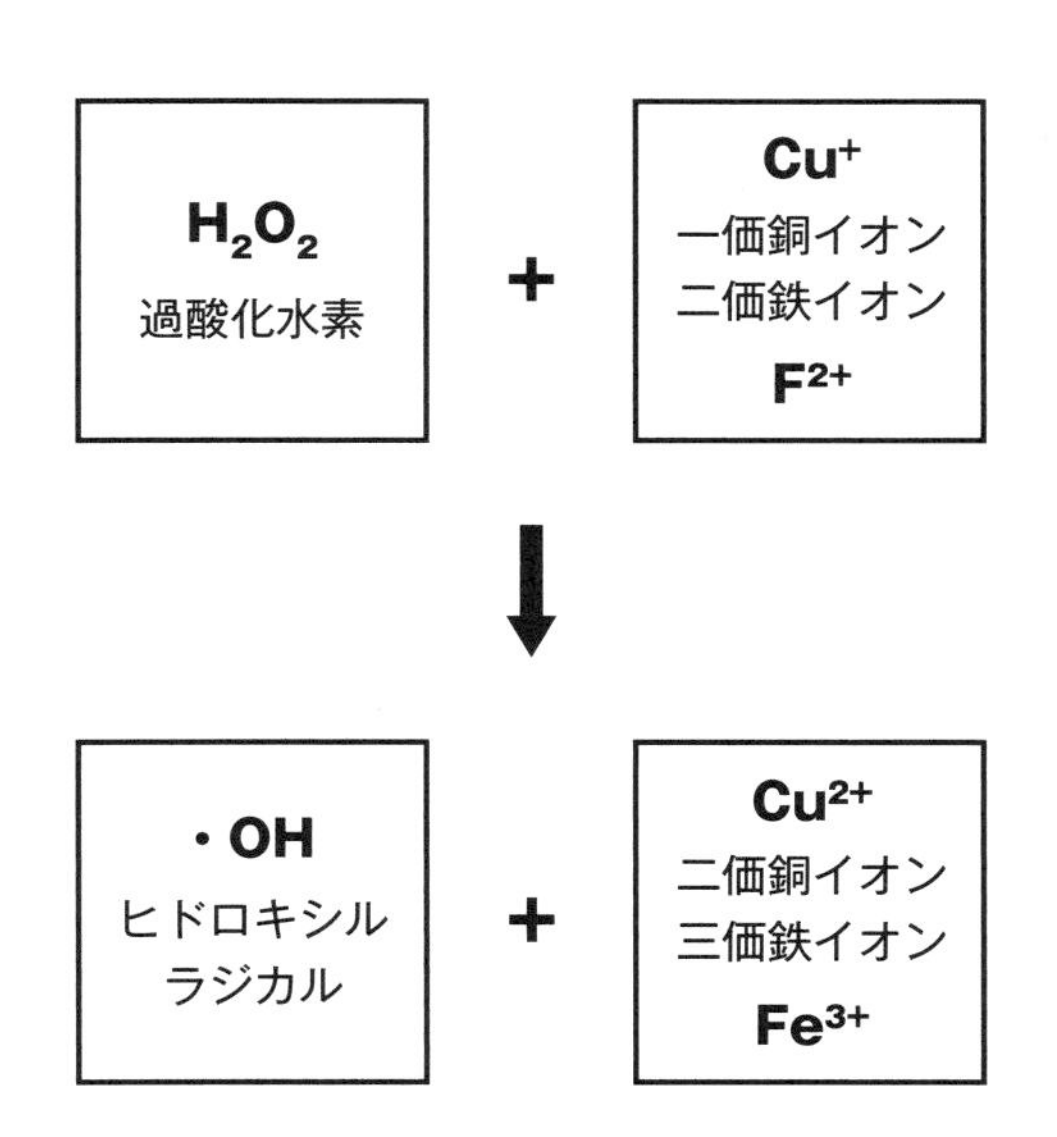

過酸化水素分子は、二価鉄イオンか一価銅イオンに出会うと、そこから電子を抜き取ってヒドロキシルラジカルに変わる。この時酸化されて、鉄イオンは二価から三価になり銅イオンは一価から二価になる。ここにビタミンCがあれば還元作用で三価鉄イオンは二価鉄イオンになり、二価銅イオンは一価銅イオンになる。すると、これらがまた別の過酸化水素をヒドロキシルラジカルに変えるというわけだ。

ボクの朝食には牛乳や卵があった。牛乳にはラクトフェリン、卵にはオボフェリチンがある。どっちも放火魔をとりおさえてくれるタンパク質だ。これが自前のトランスフェリンに協力すれば強力なチームができるだろう。しかし放火魔の数が警官の数より多ければどこかに火事がおこる。数学の頭はどんな問題にでも必要なのだ。

実は、二価鉄イオンは過酸化水素をヒドロキシルラジカルにかえると、自分は三価鉄イオンになる。そのものはおとなしく、放火などはしない。

ここにちょっかいをだすのがビタミンCだ。さっきも言った（112ページ）ことだが、ビタミンCは三価鉄イオンを二価鉄イオン、つまり放火魔に変身させるのだ。

ポーリング夫人は十年ほど前に全身のガンで亡くなった。夫妻はビタミンCに重点をおくメガビタミン主義者で、カゼをひくと一日四十グラムのビタミンCをとっていた。ボクはこれがまずかったはずだと考えたので、数年後にポーリングにボクの意見を書きおくったら、同意の意味の返事があった。

放火魔がとりおさえられなければヒドロキシルラジカルがでてくる。だからこれをとりおさえるスカベンジャーがなければどうにもならない。スカベンジャーをたっぷり用意すれば、からだは傷害をうけないですむわけだろう。

ここまで話がわかってくると、食生活にデリケートな心くばりのいることに気づく。こんどは、**ヒドロキシルラジカルのスカベンジャーはどこにあるか**を知りたくなるだろう。

それには自家生産のものがある。それは尿酸だ。セレンというミネラルがあるけれど、これがとれていればグルタチオンペルオキシダーゼがつくれる。それはセレンを含む酵素だ。セレンがなければむろんだめだ。

カロチンの仲間はベータカロチン、アルファカロチン、キサントフィル、リコピンなど数百種あるが、ひっくるめて**「カロチノイド」**という。これがヒドロキシルラジカルのスカベンジャーになる。ベータカロチンはカボチャ、ニンジンなどに、アルファカロチンはミカン類に、キサントフィルは卵黄や魚肉、魚卵に、リコピンはトマトに、それぞれもちまえの色をつけている。

カロチノイドの仲間にはからだに入ってからビタミンAにかわるものがある。その代表がベータカロチンなんだ。

このほかにもヒドロキシルラジカルのスカベンジャーはある。ビタミンEやヒスチジンがそうだ。ビタミンEは食物とは別にとることになるから量のコントロールができるわけだ。**ビタミンCをたくさんとるときにはビタミンEをとるように**、とボクは言っている。そのわけはもうおわかりだろう。

ヒスチジンはタンパク分子をくみたてているアミノ酸のひとつだ。この点は高タンパク食のメリットのひとつとしていいだろう。

ガンを始めとする諸々の生活習慣病から老化にいたる我々をいためつける元凶のトップがヒドロキシルラジカルだとする時、そのスカベンジャーに目をつけることがいかに大切かがわかる。この点を見のがす食生活は完全に落第だ。そういう連中に対して、ボクは「どうぞ、おさきに」と言っているんだ。

さて、ここまできて一価銅イオンについて言っていなかったことに気づいた。これをとりおさえる係はセルロプラスミンというタンパク質だ。からだはこれを自家生産して血中に持っている。

一価銅イオンは過酸化水素に働きかけてヒドロキシルラジカルを作るわけだが、この時、自分は二価銅イオンになる。こうなれば、もう過酸化水素を変身させることはできなくなる。ところがそこにビタミンCがあれば、二価銅イオンは一価銅イオンになって元気をとりもどすわけだ。

ここにもやっぱり、ビタミンCをとったらビタミンEのようなヒドロキシルラジカルのスカベンジャーを補給しなければいけないという話がでてくる。

なお、セルロプラスミンには銅が含まれている。銅がなければこれが作れないわけだ。

高血圧でもボクが降圧剤を飲まなかった理由

活性酸素について説明しすぎたかな、というのがボクの実感だ。しかし考えてみれば、これは健康に対する最強の敵なんだ。もし、そのことをずっと昔から知っていたかと聞かれたら、ボクはギャフンだ。それで**元気でいるのはなぜかと聞かれたら胸をはって答えられる。スカベンジャーをたっぷりとっていたからだ。**それとは知らずにだ。

前に書いたとおり、ボクは一九六一年以来のメガビタミン主義者だ。いろいろなビタミンをたっぷりとっている。その中の、**ビタミンE、ビタミンC、ビタミンB_2、ビタミンAなどは、どれもスカベンジャーなのだ。**そのことを知ったのは一九八〇年頃のことだから古い話じゃない。ここにメガビタミン主義の勝利があった。偶然のことではあるが幸運だった。

実をいうと、活性酸素物語はまだ終わっちゃいない。ボクものってきた。さきへ話をすすめよう。

まず、活性酸素がいつどこで発生するかという問題をまとめておく。ヒドロキシルラジカルのことだけはもうすんでいる。過酸化水素についてはふれてはいるが、まだすんでいない。

過酸化水素はタバコの煙に含まれている。アミン型ホルモン（カテコールアミン）が分解するときにでてくる。これが復習だってことがわかるかな。

実をいうと、過酸化水素という活性酸素は、スーパーオキサイドという活性酸素の変身からもできる。これが一番主な発生源だろう。スーパーオキサイドにスカベンジャーが働きかけると、それは消えるかわりに弱い活性酸素、過酸化水素にかわるんだ。むろんスカベンジャーがなかったら、スーパーオキサイドはいろいろな悪さをする。だから、これをおとなしい活性酸素にするのは結構なことと言えるんだ。

スーパーオキサイドのスカベンジャーを並べてみよう。

まず人間が自家生産するのはＳＯＤだ。ＳＯＤはスーパーオキサイドを過酸化水素にかえる。さっき一価銅イオンをつかまえてくれるタンパク質セルロプラスミンを紹介した（118ページ）。これも自家生産のスカベンジャーになる。

ここにもビタミンCがでてくる。ユビキノンもでてくる。これはビタミンの一種だ。

ここでおとすことのできない問題は、**スーパーオキサイドがいつどこで発生するかだ。この活性酸素は一番注意を要するものなんだ。これが発生するチャンスはとても多い。**ここに問題があるんだ。

まず、ストレスがあるとでてくる。虚血再灌流でもでてくる。虚血再灌流とは、血流が止まって、また始まる現象をいう。心臓や胃で起こることがある。炎症が起きてもでてくる。細菌やウイルスがいてもでてくる。コレステロールや胆汁酸の合成でもでてくる。

特別に問題になるのは、エネルギー代謝ででてくることだ。スポーツが危険だといわれるのはここからだ。ジョギングを提唱したフィックスはジョギング中に亡くなった。これはスーパーオキサイドのためだ。四十歳をすぎるとＳＯＤの合成が減るから気をつける必要があるんだ。

金子仁※日本医科大教授は老年学の権威者だったが、やはりジョギング中に亡くなった。彼の心臓にはなんの障害もなかったのにだ。かつては、ジョギングの前のドクタ

活性酸素スーパーオキサイドをいかに除去するか

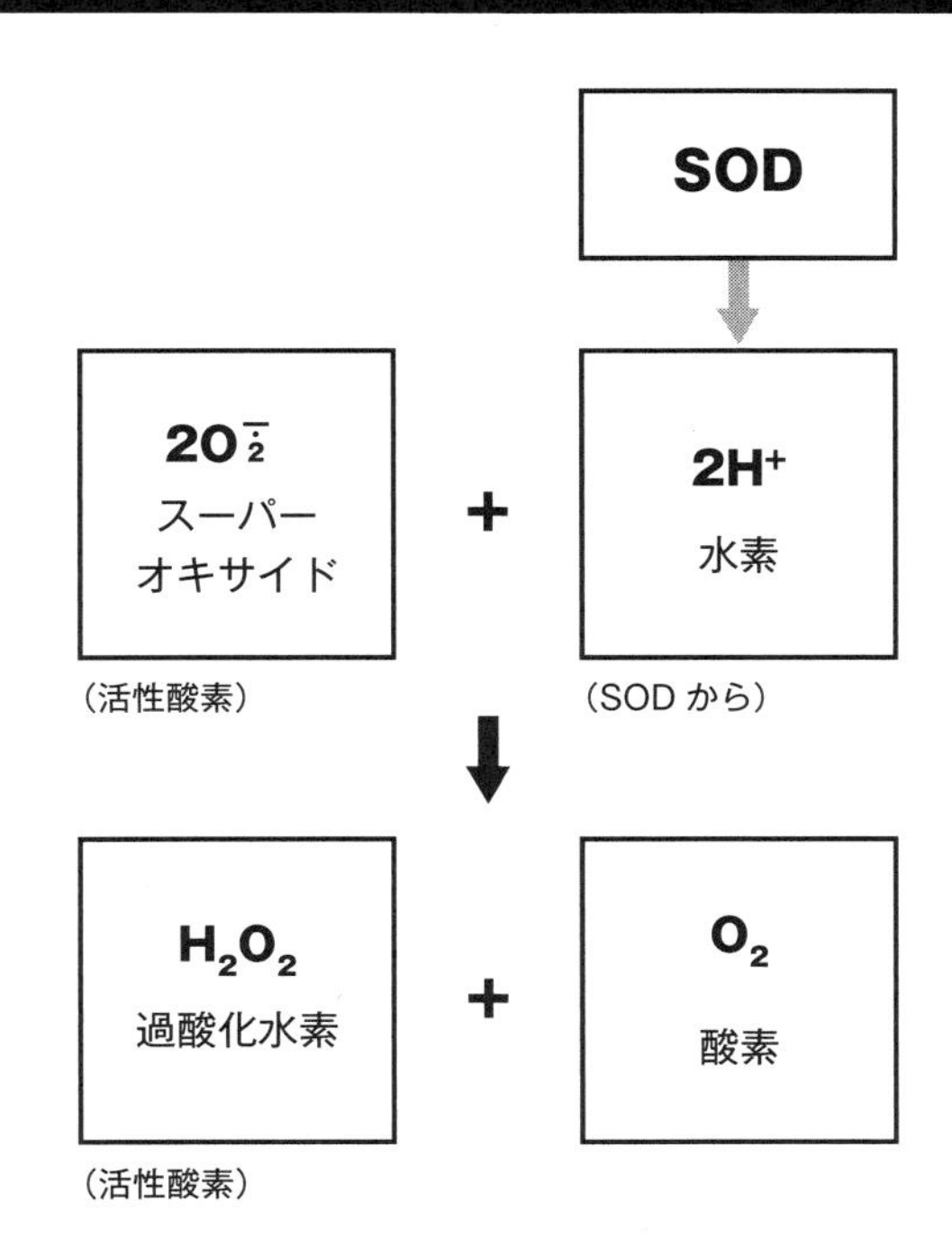

ＳＯＤのＳＯはスーパーオキサイド（活性酸素）の略。D（ディスムターゼ）は除去酵素を意味する。ＳＯＤはスーパーオキサイドを過酸化水素に変える。そして過酸化水素が別の酵素の助けによってただの酸素となれば、活性酸素は除去されたことになる。

ーチェックの必要性がやかましく言われていたが、もうこの頃は、ドクターチェックのことを問題にする医者はいなくなってしまった。このあたりの問題点はどこにあるんだろう。ロベール・ギランはなんと言ったか?

細胞の中のエネルギー発生器官はミトコンドリアだった。電池製造工場と言っておいた。呼吸による酸素はここに運びこまれるわけだが、その一部が活性酸素になってここからでてくる。その量が多すぎるとSOD分子の数が足りなくなって、活性酸素があふれてくる。中年を過ぎるとSODの発生が十分でなくなるから、応援がいる。それを心得ていればジョギングで死ぬことなんかないはずだ。

ミトコンドリアからでるスーパーオキサイドを増やすやつがいる。それは中性洗剤やパラコートや抗ガン剤だ。中性洗剤を飲んで死んだひとがいく人もいる。これはスーパーオキサイド殺人事件ということだ。

パラコートは枯葉剤として畑でつかわれる。これを溶いた水のタンクを背中におんぶしていたひとがころんだ。するとパラコート液をあびてしまった。そしてそのひとは亡くなった。

パラコートは自殺用によくつかわれている。当時の佐久総合病院若月院長に聞いたことだが、これを飲んだら絶対に助からないそうだ。

スーパーオキサイドの発生はこれ以外にもあるんだ。コレステロールや胆汁酸を作る場合がそれだ。コレステロールの必要量は食品ではまかなえないから、不足分を肝臓で作るわけだ。そのときスーパーオキサイドがでてくる。コレステロールを含む食品を敬遠するなんてどうかしている。ビタミンCを十分とっていれば、コレステロール値が二百をこすことはない、とポーリングも言っている。

胆汁酸の生産量は油っこいものを食うと増える。脂肪を乳化するためだ。日本人の食習慣が西欧化したのでガンが多くなったという話は、この点から説明することができる。

第四の活性酸素は、「一重項酸素」だ。このものは、ストレスがあってもでてくる。放射線照射でもでてくる。オキシダントを呼吸した時もでてくる。オキシダントの中のオゾンがいけないんだ。

※一九二三年生まれ。日本医科大学卒業。同大学教授・付属老人病研究所長をつとめた。毎月のように腎臓や肝臓、心臓などの老化について医家むけの雑誌に記事をよせていた。老人にとっては救いのないものだった。健康のためのジョギングをやっていたのが仇になった。八七年死去。

一重項酸素は過酸化脂質からもでてくる。過酸化脂質とは脂肪の酸化したものだ。天ぷら油をつかっていると濁ってくるだろう。過酸化脂質ができたんだ。これは褐色の顆粒の形になっている。これにひびがはいると、一重項酸素がでてくる。この電子泥棒は腕ききだ。一重項酸素についての説明は後にまわす。過酸化脂質はどこにあるんだろう。

使い古した天ぷら油には過酸化脂質が入っている。そういう油で揚げたものにもこれが入っている。日なたにおいたインスタントラーメン、スナック菓子、魚の干物、しらす、などにも過酸化脂質がある。これが口に入っても、腸が丈夫ならばほとんど吸収されない。腸が弱いとそれは血中に入ってくる。これがひびわれると一重項酸素があらわれて電子泥棒をやらかすということになる。

こんなわけだから、過酸化脂質が問題になるのは口から入る場合でなく、からだの中にできる場合だ。細胞膜の脂肪酸が活性酸素にやられた時だ。この時細胞膜に穴があいて中身がもれたりする。肝臓が悪い時、血中のＧＰＴ濃度がたかくなるのは、細胞中のＧＰＴが血液中にもれているということだ。これは細胞膜に穴があいている証拠なんだ。

活性酸素の攻撃目標と除去物質

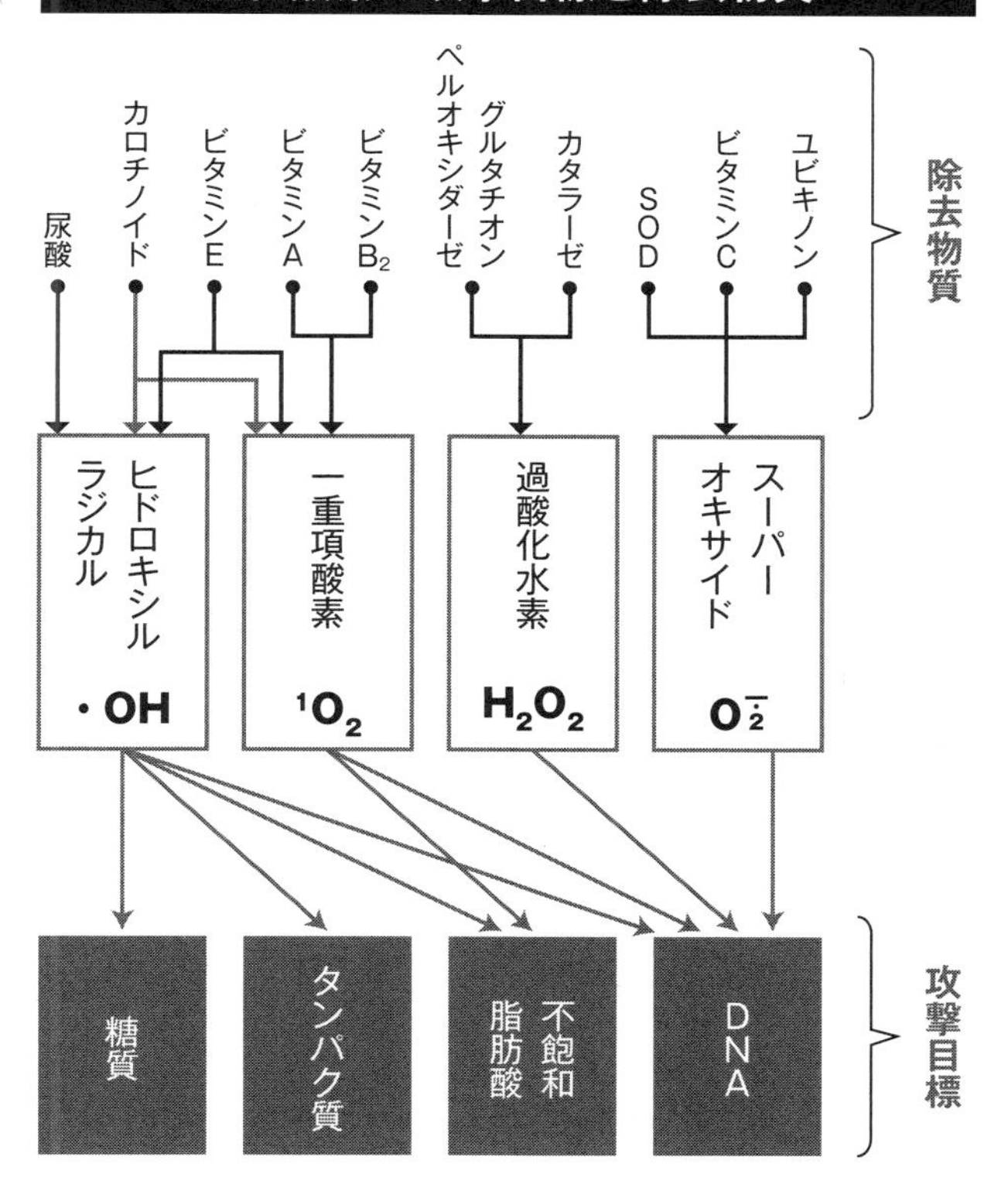

活性酸素とは酸素からみちびかれる活性種で、「ヒドロキシルラジカル」「一重項酸素」「過酸化水素」「スーパーオキサイド」などがある。生体に有害な作用をおよぼすので毒性酸素ともいう。

過酸化脂質の顆粒にボクは時限爆弾というニックネームをつけている。本物の時限爆弾にはタイマーがついているが、過酸化脂質の時限爆弾はいつはじけるかわからん。地雷は何かがのるとはねる。過酸化脂質の爆弾は何かがさわるとはじけるらしい。

この時限爆弾は血流にのって血管の中を流されてゆく。これが血管壁にぶつかると、そこで爆発することがある。爆発とは一重項酸素をだすことだ。すると、血管壁に傷がつく。この傷がもとでこぶができる。これは**粥状隆起とかアテローム**とかいわれる。これは字のごとく粥のようなものだが弾力がないので動脈の硬化とされる。粥状硬化というのがそのよび名だ。

こんなすじ道があるとすると細胞膜に達する活性酸素の傷害作用は見のがしえないことがわかる。**活性酸素は油断のならない代物なのだ。**活性酸素対策をしないひとには「どうぞ、おさきに」と言うことになるんだ。そういうひとは、脳卒中や心筋梗塞やガンに対して無防備というわけだ。

定期検診を受けるか人間ドックに入ればいろいろな病気をいちはやく見つけることができるかもしれない。しかしそこでもらうクスリは活性酸素の発生源であってスカベンジャーではないのだ。

ということは、原因は野放しということだ。ボクは治療のことを言っているのではない。あくまでも原因をたたくのがボクの方針なのだ。

ところで、動脈硬化には、こういった局部的なものもあるし、細い動脈の広い範囲に起こるものもある。普通に動脈硬化と言っているのはこの細い動脈に全面的に起こるものだ。

この全面的におこる動脈硬化はタンパク質の不足からくる。何年かまえに脳卒中で倒れて、しゃべるのも不自由になり車椅子でくらしていたK夫人は、高タンパク食に切りかえてがんばった。二年ほど続けると動脈硬化がすっかり治ってしまった。医者のクスリをつかわずにだ。

からだのすべての器官がそうだが、それを作っている全ての材料は新旧交代している。昔はそれを新陳代謝と言ったが、いまはただ代謝と言う。新陳とは新しいものと古いものという意味だ。

動脈の壁はタンパク質でできている。そのタンパク質はたえず新旧交代しているのだ。この時壊れたタンパク質はバラバラのアミノ酸になる。この中で無傷のアミノ酸は再利用されるが、傷ものはたいてい捨てられる。だから無傷のアミノ酸のおぎないがなかったら、新しい血管を作るのに材料が足りない。困って傷ものを使うこともある。そうなると、新しい血管はちゃんとしたものではなくなるんだ。こういう血管は弾力が十分でない。こういうのを硬化というんだ。

タンパク質がCHONだって話は前にあったが、それはアミノ酸がCHONだということだ。詳しく言えば、アミノ酸にはCHONのものとCHONSのものとがある。タンパク質という名のものは、二十種のアミノ酸を百とか千とかつないだ鎖の形をしている。古いタンパク質が壊れるとき、その材料のアミノ酸に分かれてしまうのだ。

さっき傷もののアミノ酸って言ったのは、アミノ酸にカルシウムだのOHだの、いろいろなものがくっついたものという意味だ。これを「修飾」という。傷もののアミノ酸とは修飾されたアミノ酸ということだ。

タンパク質の分子はアミノ酸の鎖だが、トップにどのアミノ酸がくるか、二番にどのアミノ酸がくるかということはちゃんときまっている。その順序をきめているのが遺伝子でありDNAであるってことなんだ。タンパク質のアミノ酸の鎖を作るとき、どのアミノ酸が足りなくてもそのタンパク質はできないんだ。また、リジンをつかおうとしたとき、無傷のリジンがなく、ＯＨのくっついた水酸化リジンがあるとする。この修飾されたアミノ酸をつかった鎖は本物ではない。本物ではないタンパク質にまともな機能を望むのは筋違いだ。その血管がもろくても不思議はあるまい。弾力のない血管はもろくもあるのだ。

我々の常識では、動脈硬化は血圧と結びついている。高血圧と聞かされれば降圧剤をもらって安心する。

ボクが糖尿病を疑って専門病院を訪ねた時、血圧は二百をこえていた。医者は降圧剤をよこすと言ったがボクはことわった。メガビタミンをやっていれば二百や三百の血圧で血管が破れることはないと信じていたからだ。高タンパク食もやらないでこんなことを思うのは不合理だってことを、当時のボクは知らなかった。とにかくボクは降圧剤をことわっちゃった。

そのとき降圧剤をもらって今日までそれを続けていたら、ボクは体調をくずしていたことだろう。死んだかもしれない。ボクには健康自主管理魂とでもいうやつが宿っているようだ。

余計なことかもしれないが、降圧剤の副作用を並べておく。同じ目的のクスリでもいくつかの種類がある。種類が違えば副作用も違って当たり前だ。

降圧剤のために起こる病気はなかなか多い。腎不全、心筋梗塞、脳梗塞、狭心症、痛風、胃潰瘍、糖尿病、うつ病、性機能低下などがそれだ。降圧剤は一生続けなければだめだなどといわれる。副作用はじわじわ現れるから、それと分かりにくい。

実際は、降圧剤を飲んで食塩をやめても治らない高血圧はいくらもある。そんなことをしないで高タンパク食にするのがなにより確実だ。とボクは思っている。

ボクの健康法をささえている「配合タンパク」とは

ここまで読んできて、あなたの頭を悩ませたものは、おそらく遠慮なしにぶつけられた科学用語だろう。それをときほぐすことはボクの責任だ。まず、朝食の中心になった配合タンパクの説明をすることにする。

ここには**「プロテインスコーア」**というキーワードがでてきた。卵のプロテインスコーアは一〇〇だと書いてある。プロテインはギリシア語で第一のものを意味する。なにより大切な栄養物質ということだ。ボクはプロテインスコーア一〇〇（実際には九十八プラスマイナス二ぐらい）の粉末タンパクを作ってそれを常用している。作ったのは一九八一年だから、それより前は「配合タンパク」をとっていなかった。

配合タンパクとはボクが作った名前で、プロテインスコーアが一〇〇になるようにダイズや牛乳から取り出したタンパク質を配合したものをさしている。これには二〜三のアミノ酸も加えてあるし、二〜三のミネラルも加えてある。詳しいことはボクのノウハウだ。

さっき書いたことだが、タンパク質は二十種アミノ酸の鎖だ。からだの中のタンパク質を残らずアミノ酸までばらしたとしよう。そして、一番から二十番までのアミノ酸の量を調べてみよう。その量の比を求めることができる。

口から入れたタンパク食品について同じことをやったとしよう。その二十種アミノ酸の比がからだを作っているタンパク質のアミノ酸の比に等しいかどうかは大問題だ。プロテインスコーアの数字はそこからでてくるんだ。

からだのアミノ酸比率と同じ比率をもつタンパク食品のプロテインスコーアを一〇〇ときめる。これに似た呼び名としてアミノ酸スコーア、ケミカルスコーアなどというやつがあるけれど、ボクはプロテインスコーアをとる。

タンパク質を組みたてるアミノ酸は二十種あるが、その約半分は他のアミノ酸から作ることができる。のこりの約半分は自分では作れない。だからそれは食物からそのままとらなければならないわけだ。これを**必須アミノ酸または不可欠アミノ酸**という。**自分で作れるものは可欠アミノ酸だ。**

このことからでてくる結論は、**タンパク食品のアミノ酸比率をやかましくいう必要**

プロテインスコーアのたかい食品は何か

プロテインスコーア	プロテインスコーア100のタンパク質10gをとるためにどれだけ食べればいいか
卵：**100**	1個半（80g）
牛　乳：**85**	400cc
豚　肉：**84**	60g
米　飯：**81**	中茶わん1.5杯（178g）
ア　ジ：**78**	1尾（50g）
プロセスチーズ：**74**	三角チーズ2個（60g）
納　豆：**70**	2パック（87g）
食パン：**56**	6枚切り3枚（214g）

アミノ酸20種のうち10種は遺伝情報により体内で作られるが、残り10種（必須アミノ酸）は食品から摂取しなければならない。この量の比がタンパク質の"質"として問題になる。必須アミノ酸の比率が人体のそれに一致したものを「プロテインスコーア100」のタンパク質といい、卵がそれに当たる。普通の食事だけでタンパク質をとろうとすると高カロリーになる。

日本食品標準成分表2015年版（七訂）アミノ酸組成表

があるのは不可欠アミノ酸だけでいいってことだ。可欠アミノ酸は作れるのだから、その比率なんかどうでもいいってことだ。だからプロテインスコーアの計算では不可欠アミノ酸だけをとりあげる。

参考のためにいくつかの食品について、そのプロテインスコーアをあげておく。卵は一〇〇だ。サンマ九六、チーズ八三、牛肉八〇、白米七八、牛乳七四、豆腐四四、みそ四四というところだ。

すこし考えれば分かることだが、プロテインスコーアが一〇〇以下ということは、不可欠アミノ酸のどれかが足りないってことだ。ひとつ足りないのか三つ足りないのかは、その食品によって違うんだ。

リジンは不可欠アミノ酸だが、これの足りない食品をからだで利用しようとすると、リジン以外のアミノ酸は余ることになる。余ったアミノ酸はタンパク質用には使われないから、たとえば糖新生をへてエネルギー源として利用される。このときNが余計だから尿素や尿酸ができる。

ボクの腎臓はまずまずだから尿素も尿酸もスムーズに尿にでる。だが腎臓に故障があるとこれが血中にたまる。尿素窒素の血中濃度がたかいと尿毒症のおそれがでてくる。こういうことを考えると、**プロテインスコーアのひくいタンパク質は腎臓の悪いひとには禁物ということになる**、こういうことを知らない医者が多いようだ。

この配合タンパクの量はボクの朝食では三十グラムになっている。タンパクの一日量を体重の千分の一にすることが前に書いてある（59ページ）。プロテインスコーア一〇〇のタンパクが体重の千分の一という数字はボクがだしたものじゃない。WHO（世界保健機関）が政治的機関に堕する前にだした数字なんだ。

ボクは肉でも魚でも豆腐でも、テーブルにだされたもののタンパク質の量を暗算する。プロテインスコーア一〇〇のタンパク質に換算した数字をだ。そうすればタンパク質の不足分がわかる。それを配合タンパクでとるわけだ。講演旅行の時などには、夜のプロテインは十一時頃になる。夕食のもたれが収まるのをまって、それから補充食をやるわけだ。

テーブルの上の料理をみて、そのプロテインスコーア一〇〇に換算したプロテインの量をおしはかるには資料がいる。135ページにかかげたような換算表があると便利だ。

とにかくボクは、そしてボクの仲間は、良質タンパクを体重の千分の一とることを鉄則としているんだ。それをバカにするひとに対して、心のなかで「どうぞ、おさきに」とつぶやきたくなる。

第四章

ボクの秘密の食事法はコレだ

ボクがパンを食べないのには理由がある

第二章で書いたボクの朝食の効能のなかにプロスタグランディンがあったのを覚えているだろうか（57ページ）。それの説明がまだなかった。

プロスタグランディンとは長ったらしいが、前立腺を意味する英語のプロスタグランドが長いからしかたがない。プロスタグランディンと呼ばれるホルモンが前立腺からでてくることが見つかったせいで、こんな名前がついたんだ。

その後の研究で、プロスタグランディンが前立腺の専売特許でないことがわかった。だからこの長ったらしい名前はどうにかしたほうがいいのかもしれない。

直線道路を走る時、車のハンドルは動かさないでいいかというと、そんなわけにいかないことは、ドライバーでなくたって知っている。我々のからだの舵(かじ)とりも同じことだ。**ひっきりなしに微調整がおこなわれている。その役目をするのがプロスタグランディンなのだ。**

プロスタグランディンは全ての細胞がだしている。その意味から、別の名を**「局所ホルモン」**という。

プロスタグランディンの原料は牛乳に含まれるガンマリノレン酸、卵に含まれるアラキドン酸、魚油に含まれるエイコサペンタエン酸だ。1系統のプロスタグランディンはガンマリノレン酸から、2系統のプロスタグランディンはアラキドン酸から、3系統のプロスタグランディンはエイコサペンタエン酸から作られる。

ここにあげた酸はどれも脂肪酸だ。それも不飽和脂肪酸というやつだ。こういうものが口から入って血液に運ばれると細胞膜におさまる。細胞膜の成分になるのだ。

カゼをひいて、ノドにいる細菌が増えたとしよう。すると、ノドの細胞からアラキドン酸が遊離してプロスタグランディンになる。これが血中へでてゆくと、それをめがけて白血球があつまってくる。プロスタグランディンの濃度は、細菌にやられた細胞のところがもっとも大きく、そこから離れるにつれて小さくなる。白血球はその濃度の勾配を昇るように走ってゆく。濃度の小さいほうから大きいほうにむかってやってくるのだ。

白血球が細菌をせめたてる武器は活性酸素である。その活性酸素の量は細菌を殺す量より多い。だからそれが細胞に傷害を加えることになるんだ。するとそこが腫れて熱をもってくる。そこに炎症がおきたのだ。

炎症をおさめることを消炎といい、それを引き受ける物質を消炎剤という。消炎剤としてよく知られているのはステロイド剤やアスピリンだ。ステロイド剤は、細胞膜からアラキドン酸を遊離させる働きの酵素をおさえこむ。こうやってプロスタグランディンができる反応をとめてしまう。そこで炎症は消えるのだ。

もうひとつの消炎剤アスピリンはこれとは違う。アラキドン酸からプロスタグランディンをつくる酵素をおさえこんでしまう。これでもプロスタグランディンはできなくなる。そこで炎症はおさまるのだ。

炎症がひどくなるのは活性酸素過剰のせいだ。だから活性酸素のスカベンジャーがあれば、炎症はおさまると考えていい。スカベンジャーを消炎剤とよぶことはないけれど、これは有力な消炎剤なのだ。

ここに述べたとおり、2系統プロスタグランディンには起炎作用がある。これに対して1系統プロスタグランディンには消炎作用がある。しかしその作用が弱すぎる。このふたつのプロスタグランディンは炎症をコントロールする関係にある。しかし作

食品の 100g 当たりの脂肪含有率

食品名	リノール酸	リノレン酸	アラキドン酸	エイコサペンタエン酸
バター	2.4	0.4	0.2	0
カキ	2.3	1.2	1.5	16.0
イワシ	1.3	0.9	1.5	11.2
サンマ	1.4	1.1	0.5	4.6
イカ	0.3	0.1	2.3	12.9
牛乳	2.7	0.4	0.2	微量
納豆	53.7	10.6	0	0
豚肉	9.1	0.5	0.3	0
鶏卵	14.0	0.3	2.0	0
ヨーグルト	2.9	0.4	0.2	微量

脂肪のなかで、絶対不可欠なものにガンマリノレン酸とアラキドン酸とエイコサペンタエン酸がある。ガンマリノレン酸はリノール酸から、エイコサペンタエン酸はアルファリノレン酸からも作られないではないが、そのものをとるのが合理的である。牛乳とバターは、数少ないガンマリノレン酸の供給源なので、充分にとりたい。

日本食品標準成分表 2015 年版（七訂）脂肪酸成分表

用の強さがアンバランスだから微調整ができるところまでいかないのだ。

捻挫からの炎症はスポーツをしなくてもよく起こる。ボクの家で門が壊れたのでとりかえた。位置がかわったものだからボクは段を踏み違えて足首をひねっちゃった。しまったと思ってすぐにスカベンジャーをやって本郷の勉強会にのぞんだ。夕食にそば屋の座敷にあがった時、いたみが起きて足がつけなくなった。

家に帰るといよいよ痛みがひどい。宿泊客S氏の肩につかまって歩き、スカベンジャーをたっぷりやって寝てしまった。朝起きたらなんともないではないか。ボクのやったスカベンジャーは植物体のいろいろなフラボノイドを低分子化したものだ。

植物のフラボノイドは三千種ほど知られている。このものはタンパク質か何かとくっつきあって大型分子のようになっている。そのために腸壁を通り抜けられない。口から入っても血中にとりこまれないわけだ。ボクはこの分子を小さくしたものに、ポリフェノールを混ぜたものをつかっている。ポリフェノールはお茶やゴマに含まれているんだ。

このスカベンジャーをボクは毎日やっている。捻挫でなくてもガンが嫌だからだ。

プロスタグランディンの話はまだすんでいない。ぜんそくの場合、プロスタグラン

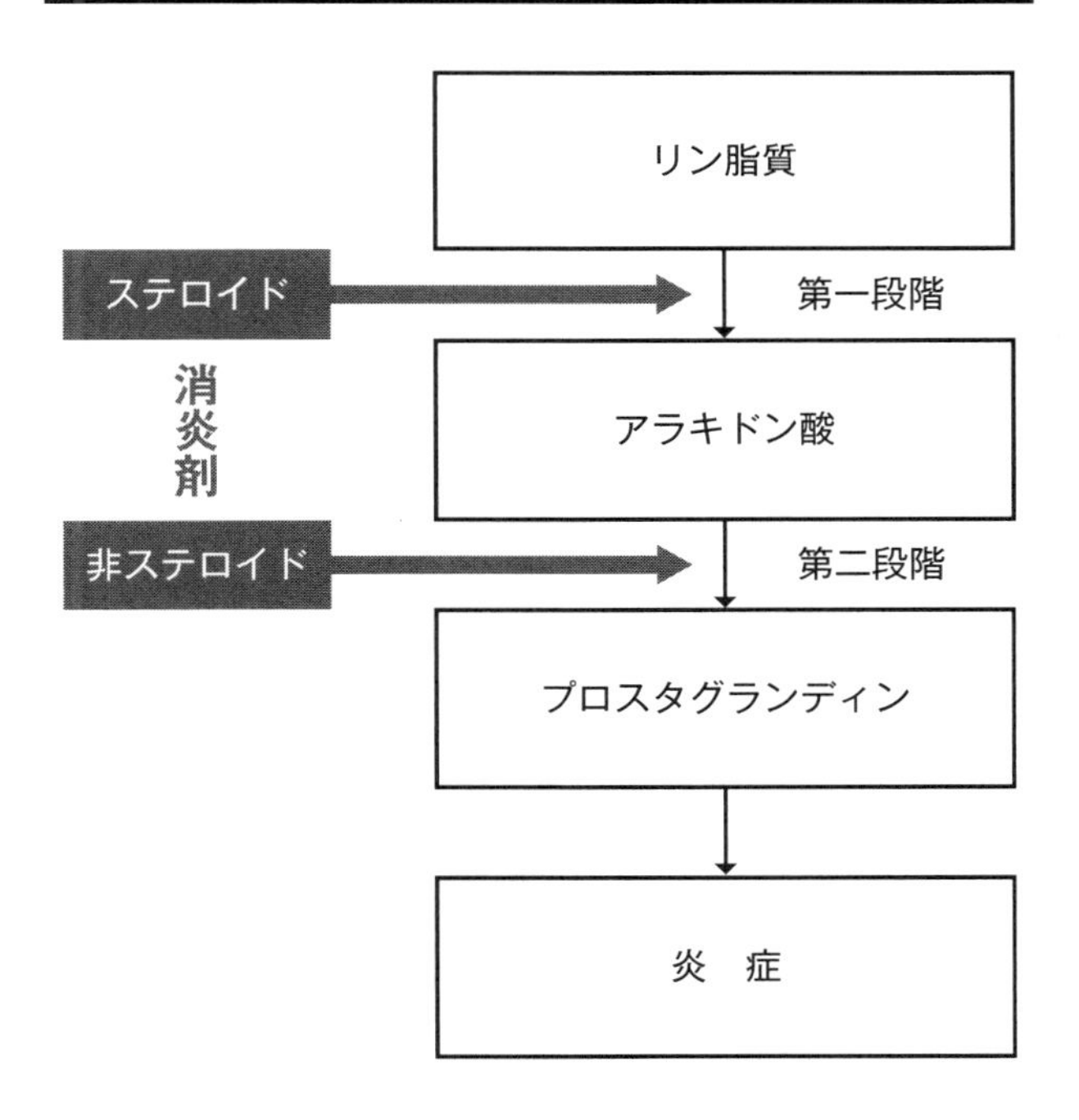

ステロイド消炎剤は細胞膜からアラキドン酸を遊離させる働きの酵素をおさえこみ、プロスタグランディン生成をとめるので炎症が消える。非ステロイド消炎剤の場合はアラキドン酸からプロスタグランディンをつくる酵素をおさえこむために、炎症がおさまる。いずれにしても炎症は活性酸素過剰のためにおきるので、活性酸素スカベンジャーが有力な消炎剤になる。

ディンが鍵をにぎっている。気管を拡げるのにもつぼめるのにもそれが関係しているのだ。

1系統のプロスタグランディンは気管を拡げるが、2系統のそれは気管をすぼめる。ぜんそくは気管をすぼめて呼吸をさまたげる病気なのだから1系統のプロスタグランディンがあれば助かるはずだ。

ここまでわかればぜんそくの対策として、2系統プロスタグランディンをカットする方法がうかびあがってくる。それにはステロイド剤があるはずだ。ステロイド剤にはアラキドン酸が細胞膜から遊離するのを抑えこむ働きがある。ぜんそくが起きた時、ステロイド剤の吸入がおこなわれるのはこの理屈だ。

アスピリンはどんなクスリより副作用の少ないものだと言われるが、ぜんそくもちには禁物だ。そのわけも、ここまでのところがわかっていれば見当がつくはずだ。

さっきも書いたとおり、アスピリンはガンマリノレン酸やアラキドン酸などがプロスタグランディンに変身するのを妨げる（142ページ）。2系統のものだけを妨げてくれるのならありがたいが、1系統のものまで妨げる。

これではプロスタグランディンによる気管のコントロールができなくなってしま

脂肪酸とプロスタグランディンの関係

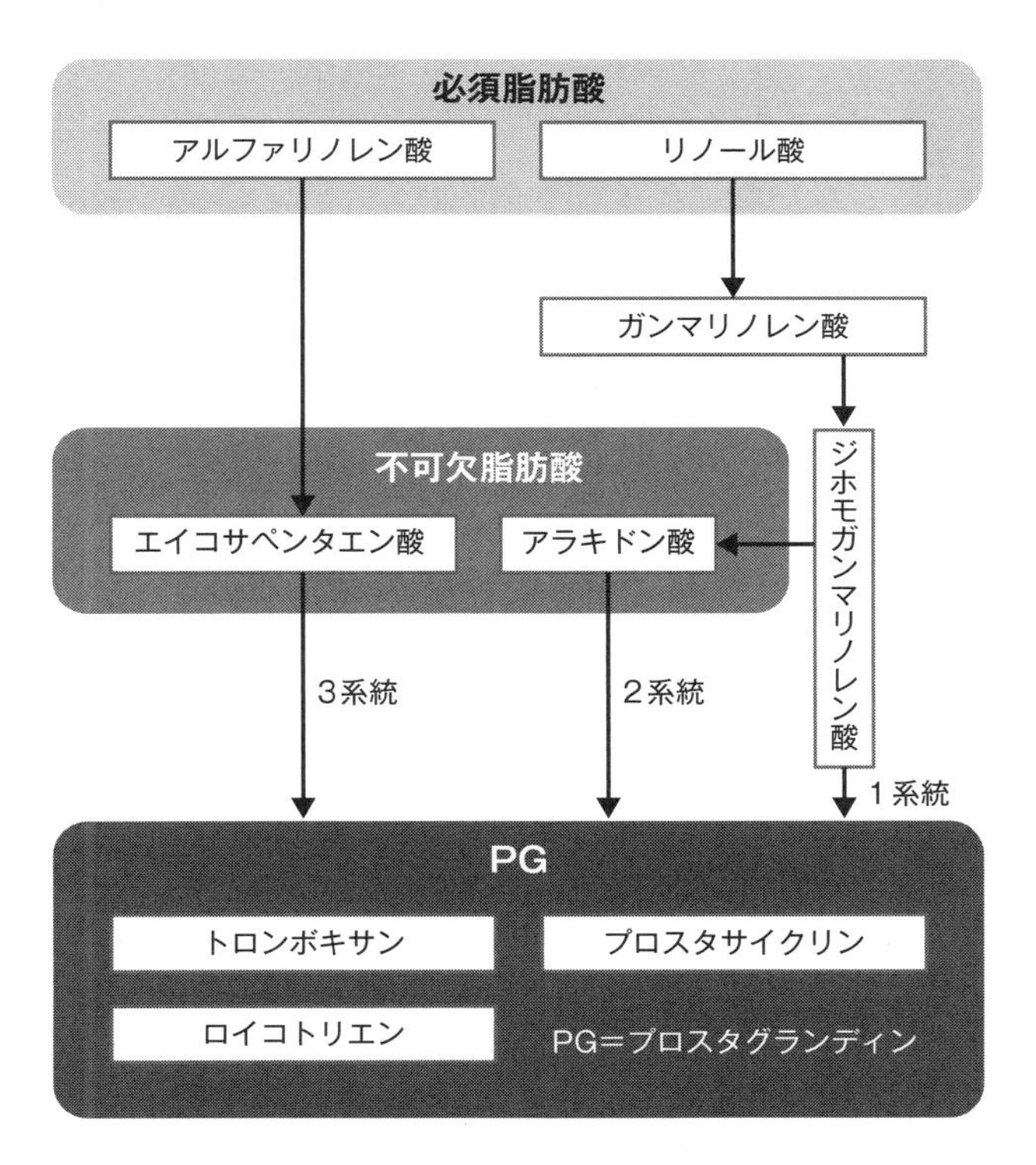

プロスタグランディンは、三つの不可欠脂肪酸からつくられる物質。分子構造の違いから、トロンボキサン、ロイコトリエン、プロスタサイクリンなどがある。

う。ちょっとのはずみでぜんそくの発作がでるんだ。

1系統プロスタグランディンの原料はガンマリノレン酸だってことはさっき書いた。この脂肪酸を含む食品は牛乳だが、ヤギ乳はもっとたくさんガンマリノレン酸を含んでいる。

ありふれた食品でガンマリノレン酸を含むのは牛乳かバターしかない。だからぜんそく患者はこういうものをとればいいわけだが量が問題だ。そこで月見草油がすすめられる。それには大量のガンマリノレン酸が含まれているからだ。

気管の太さの調節がふたつのプロスタグランディンによっておこなわれていることがわかったろう。このようにふたつのプロスタグランディンの拮抗作用によって微調整がおこなわれるものがたいへん多い。

血行という言葉がある。これは血液の循環を意味する。これは体循環、末梢循環、肺循環に区別されるが、それぞれのコントロールがプロスタグランディンに握られている。

血の巡りの良い悪いがプロスタグランディンによるものだとすると、脂肪をとるなという教えはどうかしている。

自家生産のできる油もあるが、プロスタグランディンの原料になる油の脂肪酸は違う。これは不可欠脂肪酸であって人間には作れないものだ。

血圧、心拍、消化液分泌、腸管の吸収や蠕動(ぜんどう)、腎臓の濾過、いろいろなホルモンの合成や分泌、血糖値、排卵、分娩誘発、体温、脳の働き、フィードバック、自律神経、ガン進行、老化速度、DNA合成……、いずれのコントロールにもプロスタグランディンがかかわっている。ただ、それが主役ではない場合が多いという事実がある。

ここに「フィードバック」って言葉がでてきた。これはもともと電気用語だ。冷蔵庫のヒートポンプのスイッチは、中の温度があがると自然にオンになる。これがフィードバックというものだ。うてばひびくの関係だと言っていいだろう。

フィードバックの考えかたは分子生物学にもある。ボクの分子栄養学では大事なキーワードになっている。だが、これはあとまわしにしよう。

このプロスタグランディンの話で、ボクが朝食に牛乳や卵をやっているわけがわかったろう。牛乳でなければバターをやる必要があるわけだ。

ボクはパン食をほとんどやらない。それはバターで焼いたパンを買いに行くのがおっくうだからだ。

パン食では、ショートニングで焼いたパンにマーガリン※をつけて食うことになりがちだ。これは感心しない。

ショートニングにもマーガリンにもガンマリノレン酸が入っている。だがそれには、天然品と分子の立体形の違うものが混じっている。こういう脂肪酸からはまともなプロスタグランディンはできないはずだ。まともなプロスタグランディンでなければ、ここに並べたコントロールはうまくいかないのだ。

ナタネ油にはマーガリンやショートニングの立体形をもつ脂肪酸分子が含まれている。国産ナタネ油を食用に使わない理由がここにあるんだ。外国産のナタネ油は品種改良をしたものからとるので食用につかわれる。

パンを食うなら、バターで焼いたのを捜してきて、バターをつけることだ。牛乳もバターもやらない食生活は落第なんだな。

プロスタグランディンに1系統、2系統、3系統の三つがあるのに、1系統のガンマリノレン酸だけに力を入れたのはなぜか。それは牛乳の脂肪にしかないからだ。

2系統のアラキドン酸は、卵油でなくてもとれる。動物性の脂肪にはたいてい入っている。そして、3系統のエイコサペンタエン酸はどんな魚を食ってもとれる。

昔リノール酸がとりたてて騒がれたものだ。実はこれはガンマリノレン酸やアラキドン酸の原料になる。それならリノール酸を十分とっていればいいかというとそうではない。この代謝がフィードバック的におこなわれないからだ。ということは、必要に応じて必要なだけの量を作る、という具合いになっていないのだ。それなら完成品をそのまま口に入れるほうが確かだろう。

※パンにマーガリンを塗るのはやめよう。お菓子やケーキにマーガリンやショートニングをつかっているものも食べてはならない。フライドチキンもショートニングで揚げているものがあるので要注意だ。

現役をたもつ「四食主義」の秘密

ボクの食生活を披露するまでの前おきの部分がはなはだ長かった。それは今のスタイルにたどりつくまでの道のりの長さを現している、と受け取ってもらいたい。

当たり前のことだが、ボクにはボクの方針がある。それは、全てを科学的に合理的に運びたい、ということだ。

科学的に、ということは、経験的にということではない。要するに、ボクは経験に学ぶのではなく、真理をつかまえたいのだ。それが科学者というものなのだ。

前に書いたように、ボクの食事は四回だ。そのうちの二回はプロテイン中心のものだが、第一食目はそれに決めてある。あとは臨機応変ということだ。

本書の冒頭では、トマムのスタイルが紹介された。しかし、これは自宅のスタイルではないのだ。自宅のスタイルはふたつに分かれている。日曜型と月曜型としておこう。

たとえば今日は土曜日だとする。土曜日のスタイルは日曜型になっている。月曜型は月水金の三日のスタイルなのだ。

ボクの起床は午前七時半。ボクはだいたい午前三時と五時のあいだにトイレに起きる。用事をすませてベッドにはいるとラジオのスイッチをいれる。NHKの深夜放送だ。

「こころの時代」とか「人生読本」とかにぶつかればしばらくそれを聞く。おもしろければ耳をかたむけるが、つまらなければオフにして眠る。一生懸命に終わりまで聞くこともあるが、バカげたものが多い。カビのはえた話はごめんだ。

午前六時ごろには目がさめるのでラジオをつける。こんどはニュースが目あてだ。ラジオ体操のあいだはチャンネルを切りかえて森本毅郎のエスプリにふれる。それから七時のニュースを聞き七時半にベッドを離れる。

すぐに風呂に入り顔をあらって朝食。ミキサーに牛乳を入れ、そこにバナナ一本、温泉卵一個、ビタミンC、ビタミンB群、レシチン、食物繊維、核酸、抹茶、さらには配合タンパクを加える。これは前に書いたものと違わない。つまり、第一食はいつも同じなのだ。

温泉卵でなくても卵ならなんでもいいかというと、そうではない。生卵だとビオチンという名のビタミンを不溶にして吸収を妨げるアビジンや、タンパク消化酵素トリプシンの邪魔をするオボムコイドなどを含んでいる。これを不活化するためには加熱すればいい。温泉卵をつかうのはこういうわけだ。

日曜型のスタイルでは、十二時の第二食は軽い。缶入りスープをやることが多い。コンソメ、トマトスープ、フレンチオニオンスープのどれかひとつだ。コンソメとトマトスープは冷蔵庫で冷やしておく。コンソメならそのまま、ポタージュならば等量の牛乳と混ぜて飲む。オニオンスープならば電子レンジで温める。

スープのほかにはチーズをやったりクッキーや餅菓子をやったりする。即席しるこに餅をいれて電子レンジで温めることもある。しるこは好物のひとつだ。

日曜型の場合、三時頃にとる第三食は配合タンパク中心食だ。配合タンパクの量は十五グラムぐらい。これを牛乳に入れる。バナナ一本のほか、食物繊維、水溶性ビタミン群、レシチン、核酸を加える。そのあとで、ありあわせの菓子を食う。フルーツということもある。わざわざおやつを買いに行くことはまずない。

第四食は他力本願だ。娘の家が続いているので、そこの夕食にあずかるわけだ。七時半頃になる。その家には高校生と大学院生とがいる。したがってメニューは肉が中心の場合が多い。この夕食はタンパク質に傾いているので、一日のタンパク摂取量が必要量を切ることはまずない。

ここに紹介したのは日曜型だ。では月曜型はどういうことになっているか。

月曜型は月、水、金のスタイルだ。この日は二人のハウスキーパーがみえる。このとき第二食は正午になるが、その中身はびっくりするほど栄養に富んでいる。

配合タンパク十五グラムに食物繊維、水溶性ビタミン群、レシチン、核酸を入れた牛乳は、ここでは前菜にすぎない。ごちそうを前にした場合、これは見ただけでも胸がつまる。しかたなしに他のものに手をだしながら、これをチビリチビリやることになる。

主食はおにぎりだ。具にはその日その日の工夫があり、まわりはノリで包まれている。おかずは少なくとも五菜はある。その中には必ず煮魚がついている。プロスタグランディンのためのエイコサペンタエン酸たっぷりのおかずだ。

料理が得意というふれこみの二人の主婦が腕をふるった料理だから、テーブルのうえは山海の珍味の山だ。それをくずすのだ。カロリー計算など考えないボクだが、医師の示す一日量をオーバーしていることは確かだ。

水曜はマッサージの林さんがみえる。だから食卓には四人がつく。そこでの話題は栄養をめぐることが多い。教室のようなものだ。歓談が一時間ですむことは一度もなかった。

第三食はまさにお茶だ。ここでも四人が食卓をかこむ。林さん持参の餅菓子でお茶を飲む。ボクは二個が普通だ。この時間もたいていは教室の形になる。

第四食は日曜型同様だ。娘の家に行くわけだ。ここのメニューは千変万化だ。洋食も和食も中華もある。家族四人が残らずコックになれるからだ。

ボクの食事が高タンパク食であることはもうはっきりしたはずだ。口から入れるものはこれで全部かと聞かれたらイエスとは言えない。他にビタミンもやりミネラルもやりスカベンジャーもやっているからな。野菜はほとんど食べない。味噌汁もめったにない。

大量にとっているものとしては、ビタミンA、ビタミンE、カルシウム、マグネシウムがあり、フラボノイドがありカロチノイドがある。この中にはカプセル入りのものもあり顆粒のパック入りのものもある。

さっき**フィードバックという科学用語をだしておいたが、これはボクの分子栄養学のキーワードになっているんだ。**

ストレスにおそわれたら副腎皮質はコルチゾールを作る。こういうのが生体のフィードバックだ。コルチゾールを合成する酵素タンパクの設計図はＤＮＡの形で細胞核におさまっている。

ＤＮＡは設計図だとか青写真だとかいわれるが、図面になってはいない。形の設計図ではないからだ。ここで設計と言っているのは、アミノ酸を並べる順序のことだ。最初にメチオニンがくる。次にリジンがくる。その次にシステインがくる、といった順序が暗号で示される。この暗号はアミノ酸配列を表すものだ。

暗号というものは解読されて初めて意味をもってくる。解読がちゃんとできなければ何の役にもたたない。そこで、ＤＮＡの暗号を解読することを頭に入れなければならないわけだ。

暗号解読のサインは脳からでる。ストレスの原因をストレッサーというが、ストレッサーがおそいかかったとのサインは、まず脳へ行く。すると脳は**副腎皮質刺激ホルモン放出ホルモン**をだす。これもフィードバックだ。

脳には視床下部というところがある。視床下部は、このような情報のセンサーになっている。このセンサーがストレッサーを受け取って副腎皮質刺激ホルモン放出ホルモンをだすんだ。するとこのホルモンは血流にのって脳下垂体へ行く。

副腎皮質刺激ホルモン放出ホルモンを受け取った脳下垂体は**副腎皮質刺激ホルモン**をだすことになる。するとそれは血流にのって副腎皮質にたどりつく。副腎皮質の細胞には**副腎皮質刺激ホルモン**のレセプターがあるので、これをまちがいなく受け取ることができるんだ。受容体がレセプターだってことは前に書いた。

副腎皮質は副腎皮質刺激ホルモンを受け取れば刺激されるだろう。この刺激によって副腎皮質は働きだして副腎皮質ホルモンを作る。これがコルチゾールの仲間だ。

ここまでに、副腎皮質刺激ホルモン放出ホルモン、副腎皮質刺激ホルモン、副腎皮質ホルモンと三つのホルモンができた。これはどれもタンパク質だ。だからその設計図は、視床下部、脳下垂体前葉、副腎皮質にあったわけだ。

この三つの器官に設計図があったということは、そこで暗号が解読されたってことだ。どこかで解読にしくじったらコルチゾールはできやしない。これではストレスにまけてしまう。ストレスにまけたらこわいステロイド剤のご厄介になることはもうご承知だろう。そういうケースが珍しくないこともご承知だろう。

設計図の解読ができないってことはフィードバックができないことも意味する。そこでフィードバックに何がいるかが重要な問題になってくるんだ。

フィードバックの主役は代謝の主役と同じもので、例の「酵素」だ。酵素の本体はタンパク質だから、タンパク不足では暗号がとけるはずはない。

フィードバックに必要なものはタンパク質ばかりじゃない。ビタミンがいる。ミネラルもいる。**ボクの分子栄養学では、酵素の作用をにぎるビタミンやミネラルを、とくに「フィードバックビタミン」、「フィードバックミネラル」ということにしている。**ビタミンやミネラルは酵素の「共同因子」となっている。この言葉も分子栄養学のものだ。

ボクの食生活の原則は、十分なタンパク質と、十分なフィードバックビタミンと、適当な量のフィードバックミネラルとを毎日とることだと言っていい。

フィードバックビタミンとフィードバックミネラルのリストを書いておく。

ビタミンA、ビタミンB_1、ビタミンB_2、ビタミンB_{12}、ビタミンC、ビタミンE、ニコチン酸、ユビキノン、パントテン酸、葉酸、ヨード、マグネシウム、亜鉛。

ここにひとつの大事な問題がある。それはビタミンの必要量がひとりひとりちがうことだ。その幅は一対百としておく。あるひとは一ミリグラムでよく、あるひとは百ミリグラムでないと足りないということだ。そしてまた、その必要量は状況によって変動するということだ。たとえば、ストレスが大きければフィードバックビタミンを増やす必要がある。そのことはここまで読めばわかるはずだ。

余計なことかもしれないが、ボクは酒をほとんど飲まない。たまに飲めばコーヒーリキュールか紹興酒だ。ボクは甘党だから甘い酒しか飲めないんだ。

伝統的な日本食では健康維持はムリ

食習慣という言葉があり、食文化という言葉もある。食習慣や食文化のようなものは、伝統や環境の圧力をはねのけるエネルギーがない限り、とかく固定されておさだまりのものになりがちだ。

それが悪いなどとボクは思わない。しかし、そこに確かな根拠があるわけじゃない。いわばズルズル引きずってきたものだ。引きずった年月が長いからというだけで価値があるはずもなかろう。

この間、北海道の川湯温泉で国民宿舎にとまった。そういうところの朝食は日本の食文化のシンボルといえる。ご飯に味噌汁と香の物がついていた。これに梅干がそえてある。典型的な日本の朝食だ。

これにノリが付き卵が付き、となれば豪華な朝食と言っていいだろう。しかし、これが栄養条件を頭においたことかというと、そうとはきまらない。格好をつけるのは日本文化の特徴なのだ。

この一汁一菜スタイルの朝食は、ボクが少年の頃経験したところだった。明治時代の庶民の食生活は、伝統をきびしく守っていた。それは安あがりだったからだろう。数羽のニワトリがいたので、それに生卵の付くことがある。卵は滋養になると母は言った。栄養という言葉はまだなかった。

一汁一菜のスタイルに近い朝食は、今でもあるはずだ。それは国民宿舎の見せてくれたところのものだ。

前にも書いたが、ボクは食事の中身のタンパク質の量の見当をつける習慣がある。ただしそれは、プロテインスコア一〇〇に換算しての量だ。この一汁一菜の朝食のタンパク量は五グラム見当しかない。ボクの場合、一日必要量が六十二グラムとすると、国民宿舎の朝食だと後の食事が大変だ。ボクは茶わん一杯しかご飯を食わないからだ。

ボクが一汁一菜式食事で若き日を元気で過ごせたのはなぜだろうか。一番のポイントは大食いだったことだと思う。ご飯は山盛り五杯が普通だった。餅なら三十切れはたいらげたものだ。

昼食も夕食も今では想像もできないほど貧しい中身のものだった。どこから見ても低タンパクだ。確保されたのはカロリーのみといっていい。

明治、大正の時代、いちばんこわい病気は肺結核だった。いわゆる肺病だ。三番目の弟は一高生の時、この病気で死んだ。高校でも大学でも、クラスメートが肺病で死んでいった。低タンパクでは結核菌と戦う抗体ができない。それで結核菌に負けてしまうのだ。でもそのことを医者も誰も知らずにいた。

その頃と比べると、今はびっくりするほど肺病やみが少なくなっている。これはその頃よりタンパク摂取量がめっぽう多くなっているからだ。

青っ鼻をたらす、という言葉は今では聞かれなくなった。昔は、青い鼻水の二本棒をたらした子どもは、あっちにもこっちにも見られたものだ。これは低タンパクのしるしなのだ。

鼻粘膜にはそこに住みついた常在菌がいる。高タンパクだと細菌をやっつける抗体が作れるので、常在菌の数がおさえられている。低タンパクだとそうはいかない。細菌は増える。すると、抗体がないから白血球がこれに攻撃をかける。前に書いたように武器は活性酸素だ。細菌をやっつけた白血球はそれを食って自爆する。白血球の死体はウミだ。ウミの色は青い。

白血球がだした活性酸素は細菌を殺した勢いが余って鼻の粘膜を痛める。それでそこに炎症が起きて鼻汁をたくさん作る。これがウミに混じって青っ鼻になるのだ。

ボクは東京都文京区に生まれ、文京区の林町小学校に通った。その頃この学校は貧民学校とよばれ、授業料なしだった。ほかの小学校では二十銭の授業料をとったのにだ。男女共学だったが、男子の三分の一ぐらいは青っ鼻をいつもたらしていた。それを着物の袖で拭いたもんだ。その連中の袖は冬になるとピカピカ光っていた。冬の着物は綿入れだから、おいそれと洗濯ができないんだ。明治は遠くなりにけりってとこだな。

日本人の食習慣のなかに、卵、肉、牛乳、とタンパク源が入ってきて、味噌にだけたよっていた低タンパク時代を抜けだしたのは第二次大戦の後になってからだ。タンパク質が足りてくると細菌に対する抗体ができるようになった。そのおかげで、結核や青っ鼻はなくなり、抗体のいたずらが始まった。これがアレルギーというものだ。

ここまで書いてくると、おまえはアレルギーか、と聞きたくなるひとがいるだろう。だがしかし、ボクはアレルギー症状をおこしたことがない。

アレルギーは体質的なものだ。**免疫グロブリンE**というやつが多すぎるひとがアレルギーになるんだ。アレルギー体質のひとはガンにかかりにくいっていう話もあるから、なにもぼやくことはない。

アレルギー体質のひとに耳よりなエピソードをしるしておく。

ある時ボクの手もとに未知の青年から手紙がきた。礼状である。それは子供の時からアレルギーがひどく、すし屋へいけば親や兄弟がうまそうに食べているのを横目にのり巻きをつまむような始末だった。湿疹(しっしん)ができてかゆくてたまらず集中力が続かない。高校へ行っても成績が悪くて大学進学をあきらめていた。

彼は、思いあまってある日、町の本屋に入って健康に関する本をあさった。そしてたまたまボクの本にぶつかった。講談社からでていた『ビタミンC健康法』だ。

ここではアレルギーが扱われていた。彼はそこを読んで薬局へゆき、ビタミンCを買った。そして、毎日六グラムをとってみた。一向にききめがない。思いきって九グラムにしてみた。すると、医者にかかってもどうにもならなかった長年のアレルギーが、うそのように消えた。おかげで学校の成績がよくなって希望の大学に進学し、先頃そこを卒業し、めでたく就職して函館(はこだて)に来ている、という経過がそこにあった。

偶然のことだが、その一週間後にボクの講演会が函館でひらかれることになってい
た。ボクはそのことを彼に知らせて、ホテルで会うことができた。
アレルギーが今は増えている。マスコミでもたびたび話題になる。ここにはさっき書いたマーガリンやショートニングがからんでいると思うのだが、対策のひとつとしてビタミンCのあることは、本を読まないひとには知られていない。医者が栄養についての情報をとりあげようとしないからだ。医院営業の妨げということがあるのだろう。

アレルギー症状のもとになるのは「ヒスタミン」という物質だ。この物質を作って、しこたまためこんでいるためにふくれた細胞がある。この肥満細胞は皮膚の組織にばらまかれている。

肥満細胞には鹿のツノのようなかたちのアンテナがいっぱいはえている。これはアレルゲンに対するアンテナなんだ。アレルゲンとはアレルギーを起こすもとになる物質だ。ハウスダストとかダニとかが槍玉にあがっているが、あれだ。

肥満細胞のアンテナにはアレルゲンに対するレセプターがある。レセプターにアレルゲンが受け入れられて、くっつくと、アンテナが傾く。すると、このデブの細胞は

ヒスタミンをだす。これがアレルギーを起こすわけだ。

アレルギーに対して医者は抗ヒスタミン剤をくれる。これはヒスタミンの作用に拮抗するクスリだ。クスリには副作用がある。抗ヒスタミン剤の場合、これを飲むと眠くなったりだるくなったりすることがある。車の運転には都合が悪いんだ。

さっきの青年の場合、抗ヒスタミン剤はいくらつかってもダメだった。そして、ビタミンCがきいた。どういうわけか。

ビタミンCのヒスタミンに対する作用はふたつある。ひとつはヒスタミンを不活化することだ。その作用を抑えこむことだ。これは、ヒスタミンの分子にOHをつけることだ。ヒスタミンを水酸化ヒスタミンにかえる。すると、ヒスタミンはその嫌われる作用を封じこめられてしまうのだ。

もうひとつのビタミンCの作用は、肥満細胞のヒスタミン製造をストップさせることだ。ビタミンCが肥満細胞にくっつくと、その細胞膜から伝令がでる。伝令は細胞の核の中まで入って、DNAのヒスタミンの設計図の暗号が解読されるのをやめさせる。これでヒスタミンの製造はできなくなる。

からだの中の戦争は数量の戦争だ。ヒスタミンの分子数が多く、ビタミンCの分子数が少なければアレルギー症状は治らなくて当たり前だ。さっきの青年の場合、六グラムではダメ、九グラムでききめが現われた。だれでもそうかといったら、それはちがう。この本をここまで読んでくれれば、こんなことを言う必要はないのだが。

これも言う必要のないことだが、この青年が初めからビタミンCを十分とっていたらアレルギーなんか知っちゃいない、ということだ。アレルギー体質だなんて話もでてこなかったはずだ。この青年にアレルギー体質が現われたのはビタミンCの不足という背景があってのことなのだ。

これはボクの分子栄養学の大事なポイントのひとつだ。ビタミンCをアレルギーのクスリだと考えるのは医者風だ。ボクは医者ではないんだ。

ボクはカゼをひかないことになっている。でも、鼻水がちょろっとでたりすることはある。そういう時はすぐにスカベンジャーとビタミンCとアスピリンをやる。それはおおげさな対応なんだ。そのかわり、カゼの気配はこれでけしとぶ、つまりカゼをひかずにすむわけだ。

このごろ「インターフェロン」という言葉が日常語の仲間にはいってきた。この言葉がマスコミにのることのなかった一九七八年に、ボクは『インターフェロンの効用』という本を講談社からだしている。このときインターフェロンの発見者、長野泰一※東京大学名誉教授から未知のボクはお誉めの手紙をもらっている。要するに、ボクは早くからインターフェロンに目をつけていた。それはカゼとのかかわりにおいてであった。

インターフェロンという言葉の意味は「干渉因子」ということだ。これはウイルスに干渉して増殖を抑えるという働きをもっている。これはタンパク質に糖のくっついた物質、つまり糖タンパクだ。

前にでてきたポーリングは『さらば風邪薬!』という本を書いた。これは世界中で読まれた。彼はビタミンCでカゼが防げるし、治せる、ということを書いているのだ。

『さらば風邪薬!』には欧米のたくさんの研究データが紹介されている。ビタミンCでカゼがよくなったり、防げたりすることは確かな事実だ。しかし薬品業界から見れ

※一九〇六年生まれ。北海道帝国大学医学部卒業。ウイルスの増殖をおさえ、しかも抗体とことなる物質、インターフェロンを発見した。東大伝染病研究所長、林原生物化学研究所参与などを歴任。

ばカゼグスリはドル箱なんだそうだ。それだけのことからかどうかわからないが、アメリカの医者やクスリ屋はポーリングの説をひっくりかえそうとしている。

ポーリングはこのことについて、理論をふりまわすことなしに経験的なデータのつみかさねでいこうとする。ビタミンCの働くメカニズムが分かっていないからだ。

カゼはウイルス感染症というものだ。だからインターフェロンがこれに対抗するはずだ。ビタミンCはインターフェロン合成に役割をもつのではないか、というのがボクの仮説だ。

カゼ気味だと思ったら、三十分おきに一グラムのビタミンCを飲め、というようなアドバイスがポーリングの本に書いてある。これでうまくいった例はいくらもあるんだ。ブラジルあたりの医師はビタミンCをカゼひきにあたえるという話をボクは聞いている。

鼻水がでた時、ボクがビタミンCばかりでなく、スカベンジャーやアスピリンを飲むのは、炎症をやっつけて一発でケリをつけるのが目あてだ。鼻水がでている時、鼻に炎症が起きている。

薬局へいくと、アスピリンは胃によくないからといってべつのクスリをすすめられることがある。アスピリンは胃壁の細胞からでてくるプロスタグランディンを抑えるために胃を刺激する。これを逃げるにはアルミニウムが役にたつ。それで、胃にやさしい消炎剤ということで、アスピリンにアルミニウムをくっつけた値段のたかいクスリができている。薬局は親切だからこれを売ろうとする。

決定的な証拠が見つかっているわけではないが、アルミニウムはアルツハイマー型認知症の原因になると考えられる。腎臓や肝臓がノーマルに働けば、アルミニウムは追い出されるが、故障があると脳の細胞にたまるようだ。

アスピリンだけでなく胃腸薬にも注意したほうがいい。それをもらったらアルミニウムが入っているかどうかを確かめるべきだ。肝臓や腎臓に問題がなかったらその必要はあるまいが。

カゼについて一言加えておく。**のどにきたらその後ろの背骨のところにカイロをあてるんだ。のどの温度をあげるほうがインターフェロンができやすい。**

インターフェロンは糖タンパクだから、タンパク不足だとカゼウイルスにねらわれやすい。ビタミンCをやらなくても配合タンパクだけでカゼがよくなる場合さえあるんだ。

ここまで分かったら、カゼに強くなることができるはずだ。そこまで分かってい
て、なにもせずにカゼをひいてボヤくひとがいないではない。これを「教科書的人
間」という。羽仁五郎の口ぐせだった。教科書的人間は日本の特産ではないのか。

ボクだって糖尿病とたたかっているんだ!

もう書いたことだがボクはレッキとした糖尿病患者だ。これはボクがインシュリンの注射をしている現場を見られればたちまちバレることだ。そしてまた、それを見ないひとにはわからない。むろん、そのことを知っているひとにはわかるにきまっている。

逆にいえば、ボクが糖尿病患者だということは、顔を見ても食事を見ても分かるはずがないんだ。顔色はピンクで病人とは見えないのだ。もっともこれはボクの宣伝じゃない。みんながそう言うんだ。ついでにいえば頭もピンクだ。ハゲているからだ。

ボクが自分を糖尿病と知ったのは七十歳代のなかばだった。たぶん一九七五年のことだ。のどがかわく、トイレが近い。これは糖尿病のしるしだ。しばらくぶりに会ったひとから、顔色が悪いと言われた。これでいよいよ糖尿病の自信がでてきた。

そのころボクは勉強会を四つもっていた。その第四の勉強会は中高年の男ばかりのグループだった。その中に糖尿病患者S君がいた。ボクはこの病気の先輩に相談をしかけた。彼は、「君は棺桶に半分足を入れているよ」と言った。体重が減り始めていたんだ。

S君の紹介でボクは新宿の専門診療所を訪ねた。すると女医さんは体重のコントロールでいくという方針を示した。そして、血圧が高いから降圧剤をだすといった。ボクがことわると、ファーストチョイスのクスリだから心配はいらないと言った。しかしボクは強引にことわった。クスリをもらっても、飲まなければ捨てることになる。こんなバカげた話はない。

女医さんは、勉強会があるから奥さんをつれてくるようにと言った。そこに出席して食事のプランを聞かされたわけだ。八十キロカロリーを単位としてボクは二十単位千六百カロリーと言われた。そして、ケースの中に一単位でどれだけのものが食えるかという見本が並べてあるから見て行けといわれた。

もっとも、千六百カロリーという数字は診療の時に言われたんだ。ボクの体重は前には六十四キロあった。それが六十キロまで落ちていたんだが、五十八キロまで落とせと言われていた。それには千六百カロリーが適当という計算があったんだろう。

ケースの中のものを見てボクも家内もびっくりした。あまりにもささやかなんだ。その場でこれに従うことはやめと決めた。

そのかわり月に一回の血糖値の検査には、通うことにした。むろん日は決められている。たぶん毎日やっているんだろうが、ボクの行く日には三十人ぐらいの病人があつまっている。九時に入って三十分おきに耳たぶから血をとられるんだ。吸血嬢は幾人もいるのだがなかなか順番がまわってこない。そのほかにビーカーに小便もとるわけだ。

病人というものは元気がないのが当たり前だが、待合室のいすに腰かけているひとの半分はコックリさん状態だ。でも、名前をよばれて起きないひとはなかった。ファーストチョイスの降圧剤は副作用が一番少ないんだろうが、催眠作用だけはあるんだろう。

毎月一回とはいえこの検査は愉快なものじゃない。耳たぶを切るのだって痛いもんだ。ボクは半年ぐらいがまんしたあげく、とうとう行くのをやめた。自主管理へ切りかえたのだ。

ボクは近所の気さくな医師K先生と親しくしていた。彼は年寄相手は嫌だからと言って、途上国へボランティアに行ってしまった。その時後任を紹介されていたので、大塚のS医師を訪ねた。彼も糖尿病患者だ。そして血糖降下剤をもらった。

血糖値の検査を月に一回やると言われたが、ボクはそんなにたびたびは行かなかった。カロリー制限をしないもんだから血糖値は順調にあがっていった。血糖降下剤の量も増えていった。

この糖尿病の歴史とボクの健康自主管理実践の歴史との関係はおもしろい。糖尿病の宣告をうけた年の前年、ボクはI社からビタミンEの講演を頼まれた。きっかけは東京タイムズの記事だった。その頃ボクはこの新聞の論壇と学芸欄へのレギュラーの寄稿者だった。そこに「ビタミン大量投与の是非をめぐって」というタイトルで三回の連載をした。I社はこれを読んでさっそく講演を頼みに来たわけだ。我が国に初めて天然ビタミンEをもちこんで売れなくて困っていたからだ。その頃ビタミンEというものを知るひとはほとんどいなかった。

I社の依頼にボクはとびついた。ビタミンEの天然品が欲しいと思い続けていたからだ。

ボクはずっと前からメガビタミン主義を実行していた。そしてビタミンEは合成品しか手に入らないと決めこんでいた。そういうわけでとにもかくにもビタミンは一応とっていた。しかし配合タンパクはとっていなかった。それがI社にあったのに、である。その中身をまったく信用していなかったからのことだ。

ボクが自分の処方の配合タンパクを作った時期は、血糖降下剤をインシュリンに切りかえた時期と一致した。その時からボクは自分の考えていた方法による健康管理をやることができるようになったわけだ。

初めのうちインシュリンの投与量は少しずつ増えた。しかし二年後あたりからそれは一定して動かなくなった。血糖値の測定は二年か三年に一度ずつしかやらない。必要がないからだ。

ボクの糖尿病に対する考えかたはこうだ。あまり本気にしてはいないが、成人男子のインシュリンの必要量は一日に四十単位ということを聞いている。ボクの注射量は二十八単位だから十二単位は自分で作れるわけだ。ここに目のつけどころがある。

注射は朝だから、午前から午後にかけて、そしておそらく日がくれるころまでは自分でインシュリンを作らずにすむだろう。半日以上インシュリンは十分あるんだから、別にカロリー制限はいらないだろう。夕食にたらふく食えばインシュリンが不足するだろうが、その時はフィードバックで自家生産があるはずだ。

ボクはざっとこんなふうに思っている。これでしくじったらボクの責任だ。それを負えばいいじゃないか。きめ手はスムーズなフィードバックだと思っている。その詳しいことはさっき書いておいた。

糖尿病は合併症がこわいということになっている。その例は脳梗塞、心筋梗塞などのいわゆる循環障害だ。これについては活性酸素が問題だってこともさっき書いておいた。ここではスカベンジャーが決め手だ。これをボクは十分にとっている。

糖尿病とは血中ブドウ糖濃度が高すぎる病気だ。ブドウ糖の分子は六角形の形をしている。ところが血中ブドウ糖分子の中には、六角の角のひとつがはずれて開いた形のものがある。これを鎖状ブドウ糖と言っておく。六角形になったノーマルなブドウ糖を環状ブドウ糖と言っておく。

血中ブドウ糖の濃度が高くなれば鎖状ブドウ糖分子の数が増えるわけだ。この鎖状ブドウ糖分子には悪いくせがある。ほかの分子にしがみつくんだ。この現象には**グリケーション**という名前がついている。しがみつかれた分子はもちまえの働きができなくなるんだ。だからグリケーションは困るんだ。

グリケーションの一番起こりやすいのはSODだ。これは前にでてきたもので（121ページ）スーパーオキサイドのスカベンジャーだったな。

スーパーオキサイドはいろいろな場面でよくでてくる活性酸素だ。SODが働かなくなるとこの活性酸素が思う存分あばれまわるじゃないか。だから鎖状ブドウ糖は困るんだ。

糖尿病患者には分の悪いことがもうひとつある。グリケーションはインシュリン分子にも起こるんだ。せっかく注射で入れたインシュリンが鎖状ブドウ糖につかまっちゃ困る。これじゃ弱り目にたたり目ってことじゃないか。

SODはスカベンジャーなんだから、ボクは別のスカベンジャーでたちむかう。インシュリンのグリケーションについてはお手あげだ。しかたがないじゃないか。

なお、鉛中毒で糖尿病になるメカニズムはよくわからない。だが、こんな推測はしている。インシュリンはタンパク質で分子が大きい。それには決まった立体形がある。その立体形を決めるもののひとつに亜鉛がある。鉛は亜鉛に似た元素だから、亜鉛の代わりに鉛が入ることもあるだろう。それでインシュリン分子の形がくるうから、インシュリンの働きができなくなる。

このあてずっぽうは、まちがいかもしれない。いつか誰かがこの謎をといてくれるだろう。

糖尿病患者に言っておくことがある。心配をしてはいけない。ストレスがあると糖新生が起きて血糖値があがるのだと。

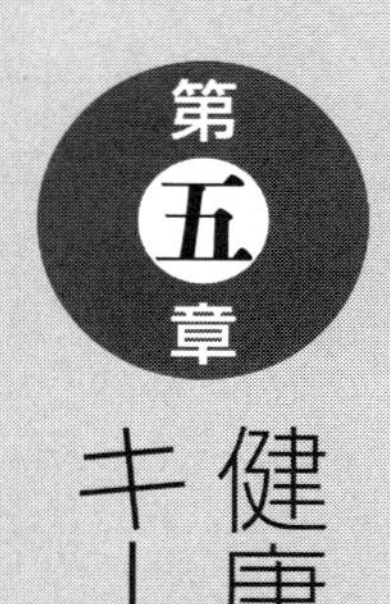

健康な人生をおくるためのキーワード

まちがった健康常識を信じてはいないか

一九一三年といえば随分古い話だ。ロシアでアニチコフという医学者がおかしないたずらをした。ウサギに卵のような動物性の餌をやったんだ。草食性のウサギはめんくらったことだろう。

アニチコフはそのウサギの血液をとって調べたらコレステロール値が高かった。ウサギがいつも食っている餌にはコレステロールなんか絶対にない。そこにコレステロールをたっぷり含む卵をやったのだから、血中コレステロールが増えても不思議はない。

動物の細胞は植物のそれとちがって、コレステロールなしには膜がつくれない。コレステロールは細胞膜の材料であると同時に、ステロイドホルモンの原料だ。副腎皮質ホルモン、性ホルモン、ビタミンDなどの原料だ。必要量はかなり多いので、食物からとれるものでは不足だ。それは半分までもいかない。肝臓はコレステロールをせっせと作らなければならん。

すぐわかることだが、コレステロールを含む食物をとることは肝臓の仕事を助けることになる。前に書いたことだが、コレステロールを作る代謝では活性酸素がでてくる。これはありがたくない代物だ。

血中コレステロール値が高いと、気をつけろと医者は言う。コレステロール降下剤という副作用付きのクスリをくれたりする。これでは科学不在もいいところだ。学問不在と言ってもいい。

ホメオスタシスという言葉がある。生体恒常性というのが日本語だ。血中コレステロール値についていえば、それも恒常性を保つことになっている。ということは、血中コレステロール値が低すぎればこれを肝臓で作り、高すぎればそれを胆汁酸に変えて追い出すしくみがあるってことだ。これはホメオスタシスのフィードバックだ。

ここでの重要なポイントは、コレステロールを胆汁酸に変える代謝には共同因子としてビタミンCがいるってことだ。この問題についてポーリングのアドバイスのあることは、前に書いておいた。

八十年も前のウサギの実験をまにうけて、卵にケチをつけるとはなにごとだ。**卵は**

最高のタンパク源であり、ビタミンもキサントフィルもオボフェリチンも含んでいる。この説明はすんでいるからここではぶく。

とにかく、常識のウソのひとつがこれだ。卵は遠慮なしに食うことだ。これほど安くて価値のある食品は他にはない。もちろん生卵はいけない。このわけも説明ずみだ。

貧血は鉄の欠乏による病気だから鉄をとれという。これも子供や若い女性をのぞけばウソだ。鉄欠之症貧血という病名はあるが、これは鉄をやれば治ると決まったもんじゃない。高タンパク食にすれば鉄をやらなくたって治る。血色素といわれるヘモグロビンの鉄はタンパク質にくっついているのだ。足場がなければ鉄はよそへいって悪事を働く。これも説明は前にすんでいる。貧血の多くは低タンパク食のしるしなんだ。だから、ボクは貧血になることはないつもりだ。自慢じゃないが。

何年か前に長野県知事が脳卒中で亡くなった。聞くところによると、それを契機として全県に減塩運動がひろがった。食塩は高血圧のもと、高血圧は脳卒中のもとってことだろう。結局、悪者は食塩というわけだ。

疫学調査ってもののあることを知らないひとはいないだろう。これは統計をとるわけだから手加減ができる。食塩と高血圧との関係に関するデータは秋田県での取材だが手加減ものだ。それは外国人がやったものだから世界の常識となった。

臨床的な検査をしてみると、食塩と高血圧との相関は薄い。ここにも個体差があって、食塩がもとでおきる高血圧患者は二パーセント程度にすぎないという報告もある。この数字が正しいとすると、食塩を減らしてみても血圧の下がらないひとは百人中九十八人もいるということだ。降圧剤をもらっても血圧の下がらないひとがいる。プロスタグランディンのことでも考えてみたらどうか、と思う。プロスタグランディンの説明はもうすんでいるから、わからなかったらそこ（140ページ）を見ることだ。

高血圧自然発症ラットというものがある。これは普通に餌をやっていればまちがいなく、自然に高血圧になる。本態性高血圧ってやつだ。

この不幸なネズミに高タンパク食を与えてみたら、高血圧になるものはほとんどなかった。前のところをちゃんと読んでいれば、ここに書いたことは不必要かもしれぬ。ボクが高血圧でないわけがわかってもらえればそれでよしとしておこう。

ちかごろは骨粗鬆症（こつそしょう）ってやつがよくいわれるようになった。むろん老人が増えたせいだ。これは老人の病気だからな。

骨粗鬆症ならカルシウム。これが常識のようだ。しかしこれもウソに近い。この病気では骨がスカスカになる。原因はカルシウム不足ではない。タンパク不足だ。**骨の体積の三分の二はタンパク質だ。そのタンパク質はアミノ酸の鎖だ。**そのアミノ酸の中にグルタミン酸がある。カルシウムはグルタミン酸にくっつくのだ。グルタミン酸がなかったらカルシウムの足場がない。骨粗鬆症とはこういった病気なんだ。**カルシウム不足はグルタミン酸不足からきたものだ。だから、患者はまず高タンパク食ということになる。**

カルシウムがグルタミン酸と手を切って血中にでていくことがある。この働きをするものは**パラトルモン**だ。これは副甲状腺ホルモンだ。パラトルモンが副甲状腺からでて骨へ行くと、そのカルシウムを遊離させて血中カルシウム値の下がるのを防ぐんだ。例のホメオスタシスだ。これもさっきでてきた。

ここに困ったことが起こる。パラトルモンには必要量以上のカルシウムを遊離させるくせがあるんだ。ということは血中カルシウム値があがりすぎる。足りないので骨からとってきたカルシウムが余るわけだ。この現象は合目的なように見えてそうではないので逆説的だ。ホメオスタシスのプロセスが逆説的なんだ。それでこの現象を

「カルシウムパラドックス」という。パラドックスは逆説の意味の英語だ。

ホメオスタシスは余分のカルシウムの始末をつける。余分のカルシウムを血液から追い出すんだ。追い出すさきは、動脈壁、心臓弁膜、腎臓、腱などである。カルシウムはそこに沈着して故障をおこす。肩の筋肉の腱にカルシウムが沈着すれば五十肩だ。これは五十歳の時におこると決まっちゃいない。腎臓なら腎結石だ。カルシウムパラドックスは困りものなんだ。

カルシウムパラドックスを防ぐにはどうするか。その解答はここを読んで考えたらでてくる。それは血中カルシウム値を下げないことだ。毎日カルシウムの適当な量をとることだ。一日でもおこたったらダメだ。骨粗鬆症から五十肩、弁膜症、腎結石、動脈硬化と、さんざんな目に遭うだろう。

幸いなことに若い女性は安心だ。女性ホルモンがパラトルモンと拮抗してくれるからだ。中年になって卵巣が働かなくなってからの女性でも、女性ホルモンを作ることができる。副腎皮質からの男性ホルモンの性転換をやるわけだ。その作業場は脂肪組織だ。女性は脂肪組織の豊かなほうが女らしくなるということだ。

この男性ホルモンの女性ホルモンへの転換はアルコールによって促進される。酒をたしなむことにはこんな意外なメリットがある。女性だけの話だが。
男性は女性ほど簡単に骨粗鬆症を起こさない。それはどうしてか。
パラトルモンと拮抗するものは女性ホルモンだけではない。甲状腺のC細胞からでるカルシトニンというホルモンがそれだ。カルシトニンは男性にも女性にもあるが、女性では閉経後にはほとんどゼロになる。男性はそうではないのだ。不公平な話だが。

女性の高齢者に骨粗鬆症が多いわけがわかったろう。ボクがスキーでころんでも骨折しないわけもここにある。

常識のウソの中にはでっちあげのものもある。たちが悪いのはガン関係のウソだ。水道水に含まれるトリハロメタンに発ガン性があるから恐いとさわぐ連中がいるかと思うと、魚の焦げが恐いとさわぐ連中もいる。どっちもウソだと言っていい。このことは無学ではわからない。こういうことで、学問が嫌いかどうかの区別がつく。ボクは魚の焦げなんか平気だ。浄水器なんかつかわない。ウソとマコトとをとりちがえるのは、ニセ札を本物と思うのと同じことだ。

常識のウソの中にはマスコミの作ったものもある。テレビでバターとマーガリンとどっちがいいかって問題がとりあげられたことがある。医者と栄養士との対談だった。結論は、どっちにもいいところがあるから半々がよろしいということだった。食油会社の営業妨害になるのを恐れたらこういうのが無難だろう。だがボクは、これを新しい常識のウソと言いたい。

これだけは食べてはいけない

食べていいものがあり食べていけないものがあることは事実だ。何が食べていけないものであるかがはっきりしていないと困る。そこにはウソが許されない。さっき、ウソとマコトとの判別には学問の出番がある、という意味のことを書いた。英語では学問のことをサイエンスという。これは科学のことだ。ヨーロッパで学問といえばそれは科学のことなんだ。

食っちゃいけないものは、毒キノコや腐った食べものだ、くらいのことは誰でも知っている。でもそれは経験による知識だ。そんなものを並べたって学問にはならない。

カビの生えたものは食べられない。これも経験による知識の仲間に入るだろう。しかし、チーズやかつお節などはカビを利用した食品だ。カビの生えたものは食べられないという話と矛盾している。学問するには、まず疑いをたてないとまごつくことになる。

発ガン物質は食っちゃいけない。それは経験による知識ではなくマスコミからの知識だろう。学問の教えたところではない。

発ガン物質とは遺伝子DNAに傷害を与えることだ。傷害とはなにか。DNA分子から電子を引っこ抜くことだ。これは経験による知識ではなく学問上の知識だからウソはない。百年たってもこれは真理として通るんだ。

世の中には無農薬栽培の作物や有機農法による作物、添加物のない食品などにこっているひとがいる。

ボクはこういうものをありがたいなどと思っちゃいない。科学思考があればそういうことにならざるをえない。

なるほど農薬や添加物は、からだに入れば薬物代謝を受ける。このことも前に書いたはずだが、このとき活性酸素がでる。活性酸素は電子泥棒をやらかすから、それがDNAを槍玉にあげないとは限らない。

この話は筋が通っている。論理的だということだ。学問的ということだ。そこにウソやゴマカシも入りようがない。

それならばスカベンジャーをとっていればガンの心配はないと考えるのは学問的と言えるかというと、そうではない。そこに数学的な問題がはさまってくる。スカベンジャーの分子数と活性酸素の分子数と、どっちが多いかという問題だ。どんなにたくさん活性酸素が発生してもそれを消すことができるだけのスカベンジャーの用意ができるかどうかっていう問題だ。

じつを言うと、スカベンジャーが活性酸素をやっつけるためには、両方がぶつからなければダメだ。これらの分子はすばしこく動きまわっている。ぶつかるのは偶然のできごとだ。しかも、一番恐いヒドロキシルラジカルときたら寿命が短くて、一ミリメートルの百万分の一も行けば消えてしまう。ＤＮＡ分子のすぐそばに発生して初めてこれから電子を引っこ抜くことができるんだ。

これはまさにミクロの世界のできごとだ。**ミクロの世界は確率論の世界であって決定論の世界ではない**といわれるが、そのことはこれをじっくりと考えたらわかるだろう。

ここでボクの言いたいことは、発ガン物質といわれるものを食い、スカベンジャーをとったといって、絶対にガンにかからないなどとは言えないということだ。スカベンジャーをとらなくたってガンになるとは決まっていないということだ。そして、スカベンジャーをたくさんとるほどガンになる確率は小さいということだ。さらに言えば、**発ガン物質の中には、普通の量をとったのではガンになる確率がゼロに近いものが大部分だということだ。**常識にウソのあることに気づくだろう。

ガンになる確率がかなり高いことが知られている発ガン物質は、たったふたつしかない。それは抗ガン剤と免疫抑制剤だ。腎臓移植を受けたひとがガンになる確率は普通のひとの六倍もあるそうだ。臓器移植では一生のあいだずっと免疫抑制剤をつかうからだ。

直接の発ガン物質がヒドロキシルラジカルであることを思えば、そしてヒドロキシルラジカルの短い寿命を思えば、発ガンの確率のもっとも高いのは、ＤＮＡのそばに過酸化水素があって、そこに放射線がきた場合ということになるだろう。すると、二価鉄イオンや一価銅イオンの存在やタバコが発ガンのチャンスを作るってことになってくる。

食品添加物、農薬、魚の焦げ、車の排ガスなどでガンになるという常識がホントになる確率はほとんどゼロと言っていいだろう。そうなれば、食べちゃいけないもののリストからいろいろな食品がけずられるはずだ。ここにまた常識のウソがでてきたことになる。

ここに書いたことがややこしくてごめんだというひとがいるだろう。そのひとは学問になじめないひと、つまり無学のひとってことになる。ボクが「どうぞ、おさきに」と言いたい相手はそういうひとだ。

じつはここにくるまでに、**食べちゃいけないものについてはさんざん書いてある。それはマーガリンやショートニングだ。**それがなぜ悪いかの理由もそこに書いてあった。

結局、食べちゃいけないのは、ボクからすればマーガリンとショートニングだけだ。

このふたつの不飽和脂肪酸の共通点は、不飽和のもとになっている炭素の二重結合がオールシス型ではないところにある。これは硬化油の特徴なのだ。硬化油とは水素をくっつけて、液体の油を固体に近づける加工をした油のことだ。「硬化」はその意味なのだ。

二重結合にはシス型、トランス型のふたつの立体形がある。二重結合のすべてがシ

脂肪酸はどんな構造になっているのか

飽和脂肪酸

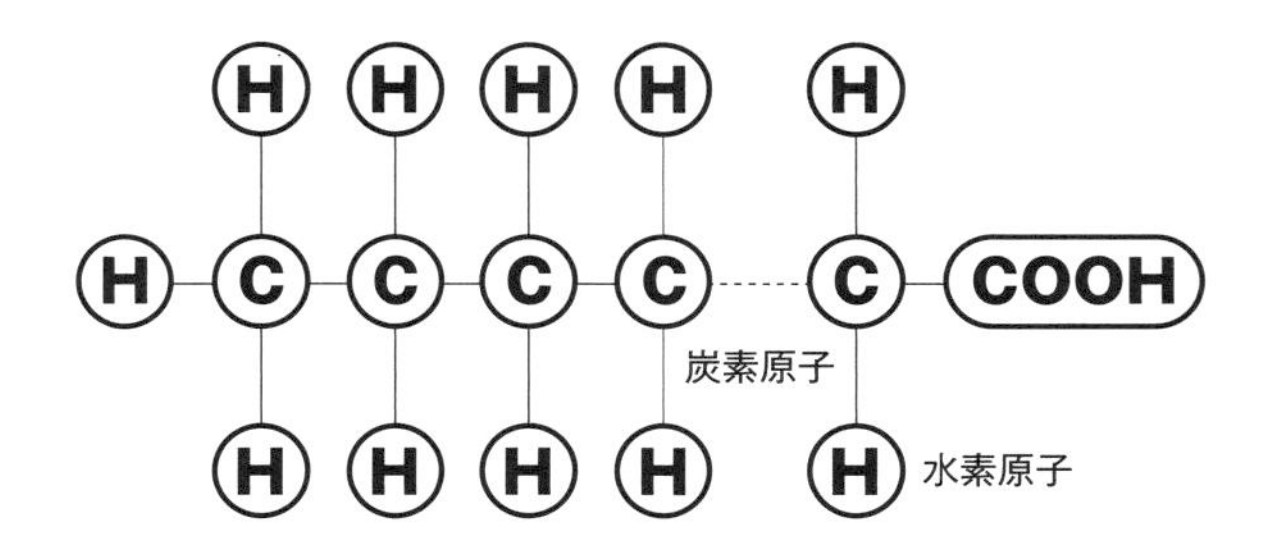

不飽和脂肪酸

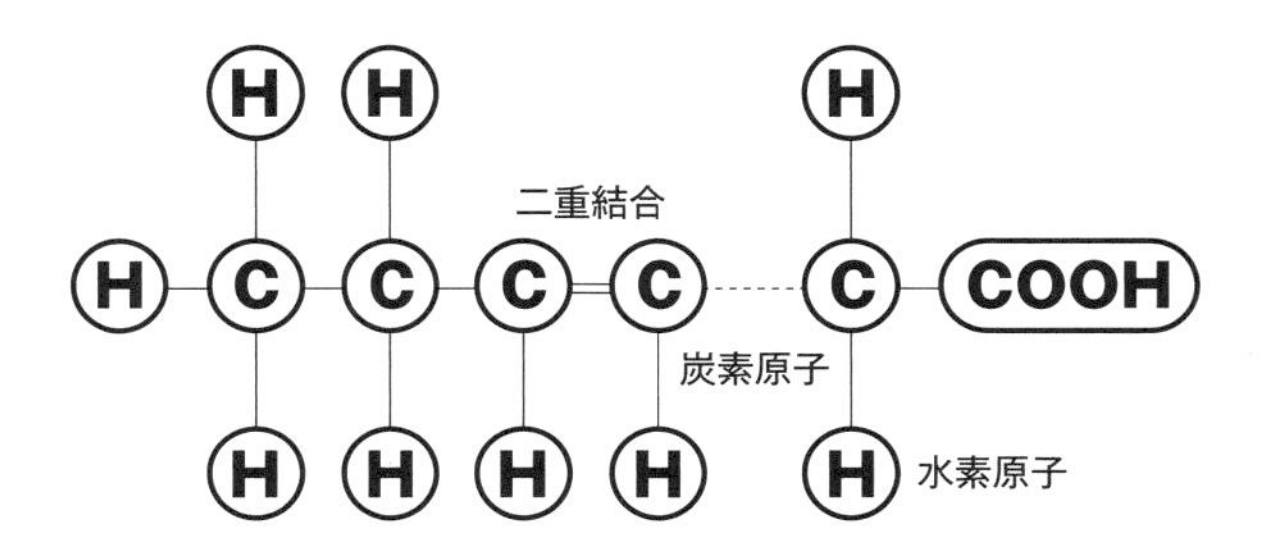

飽和脂肪酸では、炭素原子にふたつずつ水素原子がつく。不飽和脂肪酸ではひとつしかついていないところがあり、そこだけ結合の手が２本になっている。これを「二重結合」という。

ス型ならばオールシスということだ。

天然の脂肪酸は、ナタネ油とサバ油以外はすべてオールシスなんだ。それでないとプロスタグランディンの原料になれないんだ。

サラダ油にも硬化油を含むものがある。ショートニングはパンだけでなく、ケーキにもスナック菓子にも含まれているものがある。これも本当は食べちゃいけない。ボクは食わない。

油のやけたもの、つまり過酸化脂質については前にも書いてある。これも食べちゃいけないものの仲間だが、腸がしっかりしていればこれはほとんどすべてトイレに捨てられる。

日なたにおかれたラーメンや煮干しも、食べたけりゃ食べていいとしておこう。そのラーメンにショートニングがつかってなければのことだが。

ここに書いたアドバイスを軽く受け取るひとは、「どうぞ、おさきに」とボクに言われるだろう。

小さな話だが、川魚やシダ類にはアンチビタミンB_1という物質が含まれている。このものはビタミンB_1をダメにする。アンチビタミンB_1には種類があって、熱に弱いものも強いものもある。ワラビやゼンマイは両方を含んでいる。山菜はたいてい煮てあるが、ワラビやゼンマイの料理を食べるとビタミンB_1が壊される。ビタミンB_1の補給をせずに山菜料理やコイのあらいを食べるのは本当は損だ。でも、たまにしか食べないものなら気にしなくていいとしておこう。

まえには生卵のことがあった。**生卵は食べないほうが得だ。**日本人だけが卵を生で食べるが、これはほめられた習慣じゃない。

そのままほうっておけばかならずボケる

いつボケるか。これはボクでなくたって、高齢者ならだれしも問題にするところだろう。ボクの回りのひとたちは、先生はボケない、とでまかせを言う。そこでボクは、それを真にうけて、その気になってほくそえむ。単純な人間なら誰でもそうするだろう。

ボクは老化に関する本を二冊も書いている。その中に、「ボケは必然か」というテーマで書いた部分がある。もしボケが必然でないとしたら、この問いはからぶりになりかねないわけだ。

ボケの兆候はモノ忘れだと言われる。この頃よく忘れるなどという話はよく聞かれる。それがボケの兆候であったとしても、年をとればモノ忘れがあるさ、ぐらいのことですんでしまうのが普通だ。もしそれが、食事をすましているのにそれを忘れるようなことがあれば、本格的なボケとして尻尾をつかまれることになる。

三度三度の食事ということからわかるように、食事というものは規則正しくとるのが個体保存のためによいのだ。

それが健康レベルを保つという目的にかなうということである。ひとことで言えば、規則正しい食事は合目的的なのだ。だから、食事のすんだことを忘れてしまうというのは合目的性が失われたということになってしまう。

ボケたひとでも、血糖値があがればインシュリンがでてくる。これも合目的的プロセスだ。ボケても本人の意識の入りこまない領域では合目的性が失われないということだ。ひっくり返せば、ボケるということは、意識のかかわる領域において合目的性が失われるということだ。

ボケると徘徊という現象がみられる。歩くという行動は、もともと目的が意識されて起こる性質のものだ。合目的的なものだ。徘徊では行動の合目的性が失われている。

このように考えていくと、ボケとは目的意識の喪失状態ということになりそうだ。記憶もまた合目的的な現象といえるだろう。そして、合目的な行動のためには記憶が土台になっている。食事をしたことが記憶になかったなら、食事を合目的的にとることができなくなるのだ。

　生きていくという個体保存の大目的のために記憶があるとすると、記憶とはなんぞやという問いがでてくる。記憶のメカニズムについては、『脳と栄養を考える』（『三石巌全業績』第十巻）にしるしたボクの仮説があるけれど、それはまだ市民権を得ていない。それに、その理論はややこしいのでここには何も書かないことにする。

　記憶についてそのメカニズムがわからないとしても、記銘やその再生にエネルギーのいることだけは確かである。記銘とは記憶をきざみこむことだ。

　エネルギーを問題にするとなったらエネルギー源に目をつけなければならない。神経細胞の場合、エネルギー源はブドウ糖だけだ。それが脳だけで一時間に五グラムいるんだ。

　アメリカは日本とちがって若年性糖尿病が多い。その大学での成績を見ると糖尿病患者のほうがいいんだ。彼らは血中に十分ブドウ糖をもっているからだ、と説明されている。

　ボクは若い時から記憶のいいほうではなかった。今はそれより悪いが、十パーセントとは落ちていないだろう。電話番号も楽譜も覚えてしまうからだ。幸か不幸か、それは鉛中毒による高血糖のせいもあると思っている。

前にも述べたことだが、エネルギー源をとりこんでエネルギーをつくる器官はミトコンドリアってものだ。ミトコンドリアはひとつの細胞に三千個と言われているが、むろんひとや場所によって数が違う。それにミトコンドリアには、よく働くやつと働かないやつとがある。だからミトコンドリアの問題はひと筋縄ではいかないんだ。

よく働かないミトコンドリア、つまり効率の低いミトコンドリアは変異を起こしたＤＮＡをもっている。だからこれは欠陥ミトコンドリアなんだ。欠陥ミトコンドリアをひとつももっていない人はいないだろう。それをたくさんもつ人もあり、すこしかもたない人もある。また、それが筋肉にあるか脳にあるか腎臓にあるか、どこにあるかわからない。この始末の悪い事態についての研究は始まったばかりだ。とても深入りはできない。

生体の合目的性ということをたびたび書いてきたが、この原則からすると、エネルギーの要素が増えたら、ミトコンドリアの数も増えるだろうと推測される。

それからまた、脳の神経細胞は、あまり頭を使わないひとで五分の一、よく頭を使うひとでも三分の一しか使われないといわれている。ここで脳の合目的性を考えてみれば、欠陥ミトコンドリアをたくさんかかえている神経細胞は使われないだろうと推測される。

頭の良い悪いはない、ということは以前から脳生理学者によって言われてきた。ボクはそれを信じている。なにしろ脳細胞は世界の人口以上もあるんだ。そのなかに何十億かの怠け者がいても、結構やっていけるのと同じことだ。

脳と筋肉とは鍛えられるものだ。 筋肉の鍛錬はスポーツマンがよくやっている。すごいのはシゴキだ。シゴキに期待されるものは、筋肉量の増加ではなくミトコンドリア数の増加であろう。シゴキという名の精神的ストレスのデメリットは、エネルギーの増加というメリットを打ち消すことがあるはずだ。

では、脳のシゴキというものがあるだろうか。だれでも、頭ごなしのシゴキを受けたとしても、脳にならら馬の耳に念仏というやりかたでかわすことができる。脳の鍛錬は自分でやるべきものなのだ。ボクがまだボケていないとして、その秘訣を尋ねられたら、頭を使うことだと答えたい。

頭を使うとはどういうことか。ボクは次のように考える。

我々人間には言語がある。たとえば、ここに花子がバラをもっているとする。花子もバラも生物だ。それは犬の頭でも赤ちゃんの頭でもできない判断だ。言葉を駆使しなければこういう判断はできないんだ。それは、生物という言葉が人間やネコやバラや細菌をひっくるめた抽象的なものであるからだ。

言語がなければ抽象はできない。馬にも鹿にも抽象という頭の働きはありえない。我々人間は言葉をもつために、頭の使いかたが他の動物とは違うんだ。

人間の頭の使いかたのもうひとつの特徴は論理だ。

つまり理屈だ。人間は理屈をこねるけれど、ほかの動物にそんなことはできない。「AはBである」、「XはYである」。こういうふたつの命題があるとしよう。命題は哲学用語で、断言の形で言葉をつづったものをいう。

キミが「Aとはなにか」と聞かれたらBと答えるだろう。「Xとはなにか」と尋ねられたらばYと言うだろう。これはマークシート方式、つまり○×式の問題の解きかただ。この方式の頭の使いかたは、言葉を使わなくともできる。イヌやサルも、頭の使いかたはこれだ。マークシート方式の頭の使いかたはイヌにもサルにもできるんだ。

そういうわけだから、こういう頭の使いかたは頭を鍛えることにはならないわけだ。ただ、イヌやサルをしこむのならこれでいいだろうが……。

「AはBである」、「XはYである」というふたつの他に「Bは自然に変化してXになる」という第三の命題があったとしよう。この三つの命題をにらんでいると、「Aは自然に変化してYになる」という新しい命題が導かれるだろう。このプロセスを「論理的思考」とすることができる。

ここまできて、人間でなければできない頭の使いかたが見つかったわけだ。我々人間にとって、頭を鍛えるためには、抽象的思考の他に論理的思考につとめなければならないことがわかっただろう。ちなみに、抽象的思考は数学や哲学への道であり、論理的思考は科学への道である。

我々人間が頭を鍛えようと思ったら、数学、哲学、科学などを勉強すればいいわけだ。これがボケに対する抵抗となるだろう。

ここに三つの命題があがった。念のために言っておくが、命題とは情報の一種だ。だから命題という代わりに情報と言ってもいい。

ひとつの命題は、ふたつか三つのニューロンによって保持されるだろうが、簡単にするためにこれをひとつとする。

なお、ニューロンとは神経細胞のことである。ここで、ひとつの命題はひとつのニューロンによって保持されると仮定する。

この論理的思考の場合、第一のニューロンが興奮して、それが第二のニューロンにつたわる。この時、第二のニューロンは第一のニューロンに「神経栄養因子」を送りだす。これによって第一のニューロンは突起を伸ばし、あるいは芽をだすことができる。これはニューロンネットワークをひろげるための必要条件なのだ。

突起の延長や発芽のためには材料がいる。そしてまたエネルギーがいる。神経栄養因子はミトコンドリア数を増やすように作用するだろう。こういうわけで論理的思考はニューロンの活性を高めることになる。

今の論理的思考の例で、第二のニューロンは第三のニューロンを刺激することによって、そこから神経成長因子をもらう。そしてここにも前述のような活性化が起こる。

この場合、三つのニューロンは「論理回路」を作ったという。

抽象的思考も論理的でなければならない。だから、ここにも論理回路がありニューロンのネットワークができる。その上にあるニューロンはミトコンドリア数が多く活性が高いわけだ。

すべての命題はニューロンにインプットされているわけだから、その活性が低くなれば命題が興奮してくれない。その時命題は再生しないから忘れられたことになる。もしこのミトコンドリアを増やすことができれば、その命題はアウトプットされるだろう。

ボクの家に電灯がともったのは小学三年生のときだ。それは五燭光つまりロウソク五本の光量の電灯がたった一個だった。その時の感激は今でも覚えている。父はこれがエジソンの発明だと教えてくれた。ボクが発明家を夢見るようになったのはその時だった。

これからのちボクは四六時中その夢をもち続けていた。むろん具体的なハードウェアを考えての上だ。学業はその間に挟まった形だ。そのことはすなわち、ボクの頭がいつも論理的に動いていたということだ。むろん今もそうである。

この頭の使いかたによって、ボクの頭の大事な情報をインプットした部分は活性が高い。ボクがボケるのは、その活性がおちた時、つまり、論理的思考がうっとうしくなった時、ということになる。

それがいつになるのかは、本人にもわからないんだ。それは興味ある問題だが、楽しみにまつというわけにもゆくまい。

とにかく、ボケたくなかったら頭を使うことだ。イヌのまねではなく、科学者や哲学者のまねでなければダメだ。

それには心の入れ替えが必要なひともいるだろう。その場合には覚悟が大事だ。覚悟が……。

この本はそういう人たちのテストペーパーになるだろう。

ドイツやフランスではボケのクスリが医薬になっている。これは日本産イチョウの葉からとった特殊なフラボノイドだ。これには毛細血管をひろげて循環をよくする作用と、側副血行路をひらく作用とがある。脳卒中を起こして治った人の脳の血管を造影してみると、前とぜんぜん違っている。これは側副血行路を使うようになったためだ。側副血行路はもともとの血行路の他にあらかじめ用意されていて、普通はとじている。イチョウ緑葉フラボノイドには、これを開く働きがあったのだ。

このフラボノイドを与えてアルツハイマー型認知症が治った例がある。ボクはこれをいつも使っている。

頭を使うためには、まず脳の物質的物理的条件をベストにもっていくのがいいに決まっている。いいとわかったことはなんでもやってみる。そういうことをおこたっては、何に挑戦することもできないだろう。

本当の生きがいとはなにかを考えてみよう

かねてからボクは、ひとの一生を起、承、転、結の四つにくぎってみたいと考えている。字がひとつでは頼りないというなら、起期、承期、転期、結期とするのもよかろう。これによって、ひとの一生と下等な動物との中身の違いははっきりするからだ。ひとの一生はほかの動物の一生とは意味が違うんだ。ひとの一生には栄光がなければなるまい。

起期はひとがこの世に生を受けた時から、心身ともに一人前になるまでの時期である。形式的にいうなら、それは誕生から成人式までの時期としていい。成長期という言葉と同じになるのかもしれない。

承期は起期をう（承）ける時期だ。成熟したからだを受けて、種の保存にあたることのできる時期だ。承期が終わる時は、女性の場合にははっきりしているが、男性の場合にはまったくはっきりしない。勤め人ならば定年がこれにあたるとしていいだろう。
承期の生理的特性は、脳と筋肉を除くほとんど全ての組織の細胞数がへりはじめることだ。この凋落(ちょうらく)の中で種の保存が営まれる。このことから、高年出産が好ましいものでないという判断がでてくる。そして承期が終わる頃に生活習慣病がしのびよってくるのも当然という判断もでてくる。子育ても承期のうちにすませるのが合理的だ。

人間以外の動物の寿命が、種の保存の能力が失われたあとまで続くことはむしろ異例だ。人間の場合、そのあとに転期がくる。このとき多くのひとは、人生をふりかえり、また世の中をひろくながめようとする。そして己(おのれ)の人生に意義を見つけようとする。これはきわめて人間的なことだ。ほかの動物にそれに対応することがあろうとは思えないではないか。

転期こそは、人間にとって人間らしい生きかたのできる時期なのだ。その意味で、起期と承期とを動物期とし、転期以後を人間期とすることができる。普通の人間は動物期に生きがいを思うことがないけれど、多くの人間は人間期になると生きがいを見つけようとする。これは文化の先進国の話だが。

ここで「生きがいとはなんぞや」という問題について考えることにする。

ホスピスの草わけとなった浜松の聖隷三方原病院の金谷節子さん[※]は、寝たきりで死を待つ人に次のように言っている。

「あなたにできることはあるでしょう。祈ることもできるじゃありませんか、施設にお金を寄付することもできるじゃありませんか」

彼女はキリスト者なのだ。たぶんこれはキリスト教の精神なのだろう。それはそれとしても、ボクはこの言葉に格別な重みを感じざるをえない。ここに「生きがいとはなんぞや」の問いに対する解答があるんだ。

生きがいとは他者への奉仕ということかもしれない。それによって己の生の満足が得られる。これが生きがいの実感となる。ここでの祈りは己のためのものではない。他者のために捧げられるものでなければならぬ。

ボクのモットーは、同時代に生きるひと全てと手をとりあうことだ。ボクは口ぐせ

※一九四五年生まれ。明治学院大学卒で社会福祉専攻。日本ではじめてホスピスをひらいた浜松の聖隷三方原病院の栄養科長。ここには五十名の栄養士がいて、栄養クリニックが開設されている。栄養の活性酸素除去作用の研究でも有名。この病院は金谷科長の努力によって栄養の点では日本一とされている。

のようにそれを言う。キザとみる人がいるかもしれないが、そんなことは気にしない。

金谷さんは自分のできることを探せと言っている。そしてそれを実行しろと言っている。明日のわからない病人にもなにかできることがあると言っている。

これはクリスチャンだけの言葉ではない。人間期の人間の全てに通じる言葉だと思いたい。

ではボクに何ができるのか。前に書いたように、ボクは勉強会をやっている。全ての人に開かれた勉強会をやっている。それは、世の無学とよぶような人を減らすのが目的だ。ボクをじかに知るひとが口コミで誘い合わせてくる、という形で集まった勉強会だ。だれが来てもいいわけだが、カネや権力に目のくらむような人間はけっして来ない。それで助かっているんだ。

勉強会はボクのできることだ。それがボクの生きがいのひとつであることはまちがいない。勉強会にでた人たちに何ができるようになるかは問題ではないとは言えない。でもそれはその人の問題だ。その人がどうするかはボクにわかるはずないじゃないか。

ボクにできることは他にもある。それは講演だ。日本人の教養の低いことはヨーロッパ人にもすっかり知られている。かつてフランスの大統領ド・ゴールは、日本人をエコノミックアニマルと言い、日本の首相をトランジスターのセールスマンと言った。これは当たっているんだ。日本の大学は教養科目をけずり、大学生は勉強しないことで世界に知られているんだ。ボクの講演も勉強会も、そういうことへのささやかな抵抗のつもりだ。

ボクの言うことがオーバーだと思うなら、モノーの『偶然と必然』でも読んだらいい。それに辟易(へきえき)するようだったら、己を省みるがいい。日本は文化的後進国なのだ。アメリカでさえ医学部を志すものは、他の学部をでていることを要求される。その要求の底にあるものは教養ではないのか。

我々日本人は、カネの価値を知っているが知の価値を知らない。例外はあってもおしなべてこのように言うことができる。

ボクにできることとして、原稿を書くことがある。これもボクの生きがいになっている。

そしてその趣旨は、勉強会においても講演においても全く同じなんだ。

俳句を楽しむのも、囲碁を楽しむのも、スポーツを楽しむのも、カラオケを楽しむのも結構だ。

しかし、楽しみと生きがいとをごっちゃにしてはいけない。己にとっての価値と他者にとっての価値とは違うんだ。

健康のしるしとして、我が国では快食、快眠、快便をあげる傾向がある。**アメリカの医師は、健康についての相談に来たひとに、まず生きがいの有無を尋ねるそうだ。**

前者はブタにとっての適切であり、後者は人間にとっての適切である、とボクは思う。

機嫌よく物を食い、よく眠り、便秘も下痢もなければそれでオーケーという考えかたは、小児科ではよくても人間期の人間にはバカにしていることになるのではないか。

そこで日本人の知のレベルの低いことがバレるのだ。

ボクの生きがいはあなたの生きがいではない。生きがいはめいめいのものだ。生きがいはめいめいが探し求めるべきものだ。

生きがいはボクの言う人間期の人間の栄光である。生きがいなしに生きる人間はブタと同じだ。

金谷先生の言うように、自分のできることを見つけようではないか。それは必ず見つかる性質のものではなかったか。

生きがいをもたないひとに対して、ボクは「どうぞ、おさきに」と言いたい。

あとがき

経済界出版部の土井さんからこの本を出版する話があったのは、この夏前だった。その時ボクは別の本の仕事をかかえていた。だから、この本の原稿にかかれるのは九月になるとボクは言った。そして、実際その通りにした。原稿を書き終えたのは九月二十八日になった。この本をボクは四週間で書き終えたことになる。

小説と違って、この本のようにハードな面からもソフトな面からも内容をもりこむ本は、スピーディーにすすめるにかぎる。

のんべんだらりと書いていると、前に書いたのを忘れて、たえず原稿をひっくり返してみなければならなくなる。それは、流れをよどませる。

ボクの著書は三百冊にちかい。自分の目でみても力作あり傑作ありだ。ひどい駄作はない。

この本は手さぐり気分で書きはじめたのだが、そのわりには、だんだんに調子がでてきて、思ったよりよくボクの本領をあらわすものになった。その点で、本書は快心の作と言っていいような気がしている。

最後に「どうぞ、おさきに」という言葉をぶつけられて気を悪くした方がおいででしたら、ごめんなさいとおわびをしたい。

決して悪気があったわけじゃありませんから。

一九九三年十一月一日

著者

●本書で紹介されている栄養補完食品についてのお問い合わせは、左記にお願いいたします。

株式会社　メグビー　http://www.megv.co.jp
〒102-0072　東京都千代田区飯田橋1-11-2飯田橋MTビル
TEL／〈03〉3265-0314　FAX／〈03〉3265-0319

本作品は一九九三年十二月に経済界より刊行された『一九〇一年生まれ、九十二歳、ボクは現役。』を改題・修正し、文庫にしたものです。

一〇〇字書評

切り取り線

購買動機（新聞、雑誌名を記入するか、あるいは○をつけてください）		
□（　　　　　　　　）の広告を見て		
□（　　　　　　　　）の書評を見て		
□ 知人のすすめで	□ タイトルに惹かれて	
□ カバーがよかったから	□ 内容が面白そうだから	
□ 好きな作家だから	□ 好きな分野の本だから	

●最近、最も感銘を受けた作品名をお書きください

●あなたのお好きな作家名をお書きください

●その他、ご要望がありましたらお書きください

住所	〒				
氏名		職業		年齢	
新刊情報等のパソコンメール配信を 希望する・しない	Eメール	※携帯には配信できません			

あなたにお願い

この本の感想を、編集部までお寄せいただけたらありがたく存じます。今後の企画の参考にさせていただきます。Eメールでも結構です。

いただいた「一〇〇字書評」は、新聞・雑誌等に紹介させていただくことがあります。その場合はお礼として特製図書カードを差し上げます。

前ページの原稿用紙に書評をお書きの上、切り取り、左記までお送り下さい。宛先の住所は不要です。

なお、ご記入いただいたお名前、ご住所等は、書評紹介の事前了解、謝礼のお届けのためだけに利用し、そのほかの目的のために利用することはありません。

〒一〇一－八七〇一
祥伝社黄金文庫編集長　萩原貞臣
☎〇三（三二六五）二〇八四
ohgon@shodensha.co.jp

祥伝社ホームページの「ブックレビュー」からも、書けるようになりました。
http://www.shodensha.co.jp/bookreview/

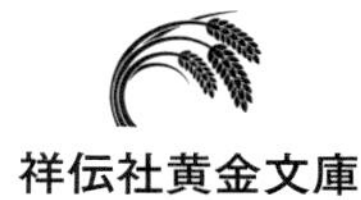

祥伝社黄金文庫

医学常識はウソだらけ　実践対策編
分子栄養学が教える正しい食事と運動

平成30年2月20日　初版第1刷発行

著　者　三石　巌

発行者　辻　浩明

発行所　祥伝社

〒101－8701
東京都千代田区神田神保町3－3
電話　03（3265）2084（編集部）
電話　03（3265）2081（販売部）
電話　03（3265）3622（業務部）
http://www.shodensha.co.jp/

印刷所　堀内印刷

製本所　ナショナル製本

Printed in Japan　© 2018, Iwao Mitsuishi　ISBN978-4-396-31729-4 C0147

祥伝社黄金文庫

三石　巌
医学常識はウソだらけ
分子生物学が明かす「生命の法則」
玄米は体にいい？　貧血には鉄分が一番？　卵はコレステロールの元に？——すべて、間違いです！

三石　巌
脳細胞は甦る
ボケ、老化を防ぐ「脳の健康法」
高ビタミン、高タンパク、スカベンジャーで身も心も健康に！　分子栄養学が明かす、脳の活性化の原理。

三石　巌
からだの中から健康になる長寿の秘密
95歳が実践した脳、筋肉、骨が甦る「分子栄養学」健康法
からだと素直につき合えば病気にならない——三石流、健康で長生きの秘訣を語る。渡部昇一氏も称賛！

曽野綾子
完本　**戒老録**
自らの救いのために
この長寿社会で老年が守るべき一切を自己に問いかけ、すべての世代に提言する。晩年への心の指針！

曽野綾子
運命をたのしむ
幸福の鍵478
すべてを受け入れ、少し諦め、思い詰めずに、見る角度を変える……行きづまらない生き方の知恵。

曽野綾子
敬友録
「いい人」をやめると楽になる
縛られない、失望しない、傷つかない、重荷にならない、疲れない〈つきあいかた〉のすすめ。